Dementia, Close to us

# 우리 곁의 치매

.....요양병원의 나날들

# 우리 곁의 치매

첫 째 판 1쇄 인쇄 | 2020년 07월 14일
첫 째 판 1쇄 발행 | 2020년 07월 31일

지 은 이   김영훈
사　　진   김 형
감　　수   김종길
발 행 인   장주연
출 판 기 획   장희성
책 임 편 집   이경은
표지디자인   김재욱
편집디자인   양란희
일 러 스 트   유시연
발 행 처   군자출판사
　　　　　등록 제4-139호(1991.6.24)
　　　　　(10881) 파주출판단지 경기도 파주시 회동길 338(서패동 474-1)
　　　　　전화 (031)943-1888　　팩스 (031)955-9545
　　　　　www.koonja.co.kr

ISBN 979-11-5955-586-2

정가 25,000원

Dementia, Close to us

# 우리 곁의 치매

글 : 김영훈　사진 : 김형

감수 : 김종길

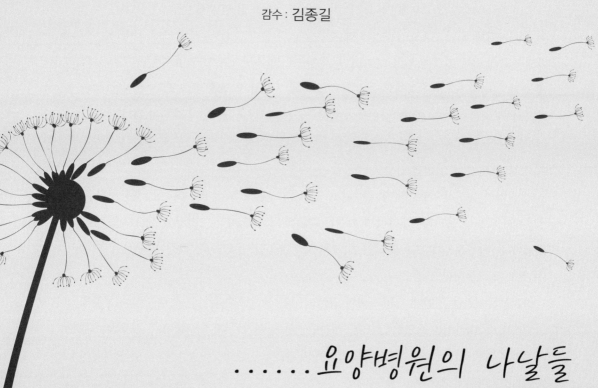

.......요양병원의 나날들

군자출판사

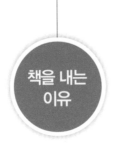

책을 내는
이유

최근 현대사회는 초고령화 시대를 맞아 수명연장을 보장 받았지만, 85세 이후는 정도의 차이는 있겠지만 2명 중 1명이 치매(인지장애)가 온다고 합니다. 요즈음 치매라는 진단명에 부정적인 인상이 있다고 하여 공식적으로 '인지장애'로 바뀌었고 앞으로는 그렇게 쓰게 됩니다. 간간이 치매와 혼용됨은 독자의 이해를 염두에 두고 쓰는 배려입니다. 따라서 이 책은 치매를 아직 먼 훗날의 일로 여기는 분들이나, 아직 자신이 젊다고 생각하시는 분들을 위해서입니다. 또한 미래의 우리의 자화상일 수도 있고 또는 모든 사람들이 거쳐 갈 수 있는 위험한 인생의 여정일 수 있기 때문입니다.

저자 역시 유전적으로 2형 당뇨를 앓고 있고, 발생될 당뇨합병증 혹은 인지장애의 과정을 겪을지도 모릅니다. 왜냐하면 치매는 "제3의 당뇨병"이라는 별명도 가지고 있기 때문입니다. 아무튼 앞으로 근본적인 치매 치료가 가능할 수 있을까? 하는 의구심이 이 책을 쓰게 된 원동력인 것 같습니다.

반려동물이란 미명아래 각양각색의 강아지들이 산책로를 활보하고 럭셔리한 동물병원 빌딩들이 많아지는 요즈음입니다. 애견인구는 늘어가는 데 초고속으로 진행되는 핵가족화로 가족에게서 버림받고, 동네에서 사라지는 노인들이 늘어난다는 사실은 역설이 아닙니까? 마음속으로 묻고 싶습니다.

부모님은 지금 어디 사시는지, 얼마 만에 한 번씩 만나 뵙고 살고 계시는지?

이 책의 구성은 전문적인 학술서적이 아니고, 어떻게 하면 독자의 가슴에 진정성 있게 닿을 수 있을까를 고심하면서, 가볍게 읽을 수 있도록 photo-essay 형식으로 꾸며져 있습니다. 사진은 40여년의 정신병원, 4년여의 요양병원의 역사 속에서 현재 550여명의 환자를 돌보는 요양시설에서 찍었습니다. 사진에 연관된 내용으로서 치매는 어떤 병인가? 그 원인과 종류, 종류별 원인과 증상, 보호자와 가족들의 역할, 조기 진단과 예방, 최신 치료 방법, 법적인 문제 등 실무적인 내용을 간결하게 수록하고 있습니다. 강조를 위하여 거듭 중복되는 내용도 있을 것입니다.

사진은 대한사진작가협회 회원인 '김형' 작가가 수고해 주셨고, '치매의 약물치료'는 대한 신경정신의학회장(2010)을 역임하였고 아직 현역에서 일하고 계시는 '김종길 원장님'께서 집필해 주셨습니다. 또한 이 책이 세상에 나올 수 있도록 편집을 도와주신 이은진양, 요양병원 식구들, 군자출판사, 그리고 나의 가족들에게 마음으로부터 심심한 감사를 드립니다. 아무쪼록 이 작은 책이 치매(인지장애)에 대하여 좀 더 나은 이해에 도움이 되고 길라잡이가 되어, 어두움 속에 망연히 서 있는 노인들에게 한 줄기 빛이 되기를 소망합니다.

2019년 10월,
배산 기슭에서
김영훈

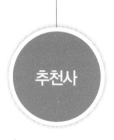

# 치매(인지장애)는 회복되는 병

흔히들 말합니다. "치매가 제일 두려운 병이다." 왜? 우리 자신이 순간순간 무엇을 했는지 기억하지 못하면 갑자기 소름이 돋을 수밖에요. 영장의 동물로 살아가면서 자신을 상실하고 동물적 본능으로 생명연장의 무기력한 삶에 돌입하는 현실은 모두를 공포로 몰아넣기에 충분하기 때문입니다.

문제의 심각성을 이해한 대통령께서 치매 구제를 국가주도의 사업으로 전개하겠다고 선포한 것은 탁월한 발상입니다. 하지만 실제로는 어떻게 해야 이상적으로 사업이 실현될 것인가? 아직은 어린 나무와 같이 체험 쌓기의 단계로 보입니다. 현실적으로 최전선의 의사들은 자신 있게 완치수단을 보장할 무기가 아직은 없기 때문입니다. 그렇다고 주저앉을 수는 없겠지요. 과거의 정신질환 치료가 수용, 관리 수준이었으나 좋은 약제들의 개발로 정신과의사들이 보다 활기찬 진료를 할 수 있게 되었듯이 치매에 대한 약물적 진전이 이루어지고 있습니다.

치매의 원인에 관하여 여러 가지 학설들이 있으나 최근에 가장 그럴듯한 이론은 중추신경계의 염증이라는 학설입니다. 치매를 '제3형 당뇨병'이라고 부르듯이, 바로 몸 전체의 염증이 결국 중추신경에 침투하여 뇌기능을 마비시키는 것을 상상하게 합니다. 염증이라면 그걸 제거하면 될 것이 아닌가? 물론이지요, 하지만 우리 몸은 소우주라고 할 만큼 엄청나게 복잡하고 정밀한 구조의 생체이고 보니 쉽게 글씨 지우듯 염증만을 선택하여 제거할 수 있는 기술을 개발하는 일은 아직 난망한 일입니다. 국내 연구진이 췌장의 소화과정에서 불순물이 생기는 데 그 물질의 일부가 뇌에 축적되어서 뇌세포를 파괴한다는 원인적 가설을 연구결과로 제시하고 있습니다. 한 약제로 해결방책이 세워진다면 노벨상감입니다. 세계 각국에서는 나름의 치료법들을 개발하려고 노력하고 있고 일부 연구자들은 '치매는 가역적이다, 낫는 병이다'라는 주장을 내놓고 있습니다. 일부나마 회복 사례들이 보고되고 더욱 확장되어서 희망의 대로가 될 수 있기를 고대하는 것이 임상에서 일하는 의사들의 염원입니다. 페니실린이 발명되고 인류의 나이가 수십 년을 더 살 수 있게 된 혁명적 사건이 오듯이, 그런 날이 오게 될 것을 믿습니다.

다만 그 날이 오기 전까지는 현재의 지식과 치료법으로나마 환자, 가족, 치료시설, 사회시스템의 광범위한 치료접근의 종합적 노력들이 필요한 것이 현실입니다. 환자는 차라리 모르니까 나은데 가족이 더 힘들어서 먼저 희생되는 일이 다반사인 오늘입니다. '적을 알아야 이긴다'는 말처럼 일반을 위한 보다 쉬운 안내서가 많아야 하겠다는 게 이 책을 펴낸 저자의 뜻이고 저 또한 공감하는 마음입니다. 저자인 외과의사 김영훈교수는 부산지역 의료역사에 최초로 간이식을 성공시킨 의사이며, 은퇴 후에는 치매환자를 돌보는 데 전념하고 있습니다. 나이가 들어서도 꾸준히 노력하는 저자의 노력에 머리 숙여 감사드립니다. 이 책의 특성은 많은 사진을 곁들이고 실용적인 설명으로 특히, 먼저 노인국가로 진입한 나라들의 경험이 틈틈이 소개되고 있어 매우 실용적인 이해에 도움을 될 것으로 믿기에 감히 추천의 말씀을 드립니다. 도움 받는 분들이 많기를 희망합니다.

김종길

대한신경정신의학회장(2010)

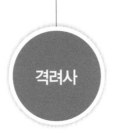

# Memento Mori

살아간다는 것은 태어나서 죽음 사이에 일어나는 여러 가지 과정을 말합니다.

과거에는 수명이 짧았지만 현대에 와서 의학적 기술과 약물의 개발로 힘든 질병들이 치료가 가능해졌고 생활환경이 나아져서 더 많은 사람들이 오랫동안 노년의 생활을 영유하게 되고 노인인구가 증가되어 노화현상으로 여겼던 여러 가지 질병들이 두드러지게 나타나게 되었습니다. 특히 죽기 전에 나타나는 고약한 질병으로 여겼던 "치매(인지장애)"를 피할 수 없이 맞닥뜨리게 되었습니다. 그러나 아무리 의학, 약학이 발달하고 수많은 연구가 이루어지더라도 죽음은 필연적이며, 영원히 산다고 하더라도 그에 따른 또 다른 고통에 직면할 뿐입니다. 단지, 남들보다 조금 더 살고 조금 더 건강하게 사는 것이 이 세상에서 삶을 유지하는 사람들의 기본 욕구이자 희망일 것입니다. 그리고 죽음 앞에 나타나는 질병인 치매는 현재까지는 치료될 수 없으며, 완치는 아직 기대할 수 없습니다. 단지 지연시키고 완화시킬 수 있을 뿐입니다. 이러한 이유로 현대인으로서 맞이할 수 있는 삶의 마지막 단계인 죽음 앞의 질병인 치매에 대하여 이 책에 언급되고 있습니다.

젊었을 때, 제아무리 유명했으며, 권력과 권한을 휘두르며 미모와 재력을 가졌다고 한들 지금은 모두 망각하여 자기 자신조차 누구인지 모르고, 집도, 배우자도, 자식도 모두 알 수 없게 되어 주위 사람들을 놀라게 한다면 그 얼마나 슬프고 억울하고 절망적인 일이 아니겠습니까? 나아가 이 책에서는 노년에 접어들어 나타날 수도 있는 치매에 대해 주의와 예방을 함으로써 피해가거나 완화시킬 수 있고, 가까운 집안 식구나 친척들 누군가가 이런 증상이 나타난다면 초기에 조치를 하여 심하게 악화되는 것을 막을 수 있으며, 치매에 걸린 환자 가족이 있을 경우에 어떤 치유방법이 좋은 것인가에 대한 정보를 제공하고, 전문적 치료제인 약물과 치료 메커니즘을 수록하고 있으며, 요양병원의 역할과 기능에 대한 부분을 다루고 있습니다.

따라서 머지않아 닥쳐올 죽음 앞의 관문인 치매에 대해 어떻게 슬기롭게 능동적으로 타개해 나갈지에 대한 적절하고 필요한 안내서이자 전문서적으로 사료됩니다.

그리고 치매와는 거리가 멀다고 생각하는 젊은 세대가 저출산, 결혼 회피 등으로 인구가 급격하게 줄어들게 된다면, 이 문제를 어떻게 대처해 나갈지에 대해서 고민 해보아야 할 숙제가 될 것이라고 생각합니다.

노년, 그리고 곧 닥쳐올 죽음 앞의 삶, 빈손으로 왔다가 빈손으로 가지만 아름다운 죽음을 맞이하기 위해서는 피해야 할 질병인 치매(인지장애)에 대해 대처하는 길, 나아가 치매에 대한 모든 것을 이 책에 용광로처럼 녹여 담아 놓았습니다.

끝으로 "죽음을 기억하라, 네가 죽을 것을 기억하라"는 경구를 다시 한 번 마음으로 되새기며, 죽음 앞에서 살아있는 이때 어떻게 살 것이며 어떻게 죽음을 맞이할 것인지를 대비해 보시기 바랍니다.

Memento Mori!

김형

요양병원 약사

# Contents 차례

---

## 치매(인지장애)란 무엇인가요?

## 치매(인지장애)의 종류별 원인과 증상

## 07 치매(인지장애)환자의 효율적 관리법

## 08 치매(인지장애)환자의 요양기관 이용

## 09 치매(인지장애) 환자식사 및 영양관리 요령

# 10 치매(인지장애)는 어떻게 치료할까?

## 요양병원의 나날들

# 01 요양병원의 구성

## 01 치매(인지장애)의 약물 치료

## 02 새로운 유형의 치매(인지장애) 치료방법

## 03 경제적으로 준비 안된 치매(인지장애)는 가정을 파괴한다

# 01

치매(인지장애)란
무엇인가요?

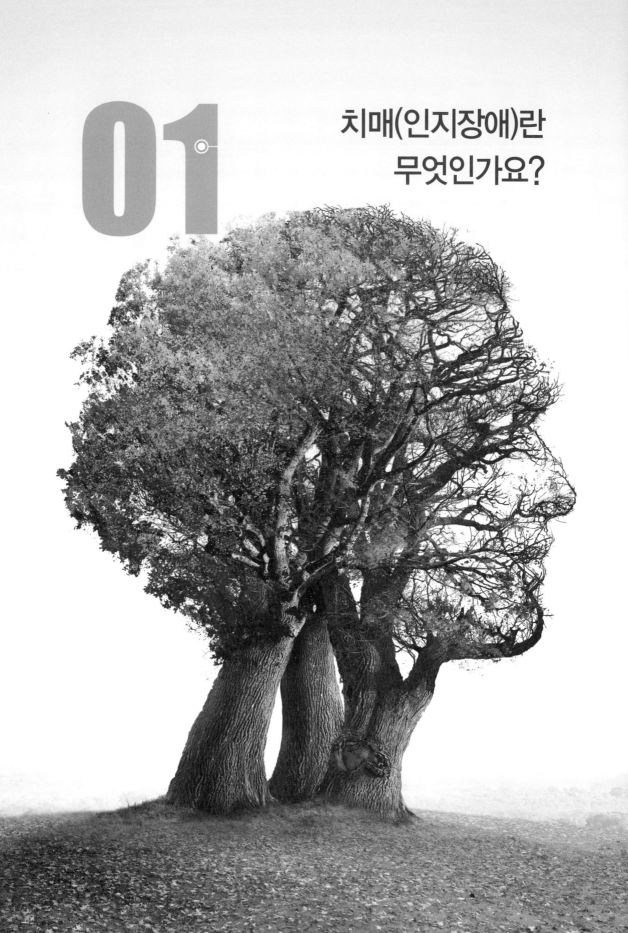

# 01

늙어가는 시간은 모든 것을 가르친다. _아이스킬로스

# 치매(인지장애)란
# 무엇인가요?

## 치매(인지장애)의 정의

치매는 영어로 dementia라고 하는데 라틴어의 demence에서 유래된 말로 de는 '제거한다', mence는 '정신', tia는 '병'이라는 뜻에서 결정된 용어이다. 즉, "정신이 제거된 질병"이라는 뜻이다.

인간의 뇌는 수많은 신경세포들(140억)로 구성되어 있으며 다른 장기의 체세포와는 달리 뇌의 신경세포는 일단 손상되면 회복이나 재생이 쉽게 되지 않는다. 따라서 이미 치매단계에 들어섰다면 이전의 상태로 되돌리는 것은 쉽지 않다. 최첨단 의술로도 더 이상 진행되지 않게 하거나 최대한 천천히 진행될 수 있도록 하는 것일 뿐, 근본적으로 고치지는 못한다(현재까지는).

## 1) 내 몸 안의 우주

"사람의 뇌 신경세포는 우주를 닮았다"

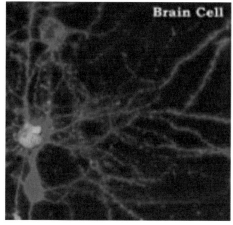
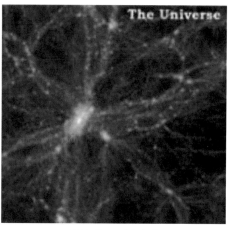

사람 뇌 신경세포의 시냅스               우주의 구도(은하단)

## 2) 뇌신경세포

두뇌 속에는 140억의 신경세포들과 신경세포 가지들이 빠르게 신호를 주고 받을 수 있는 '시냅스'시스템으로 연결되어 있다.

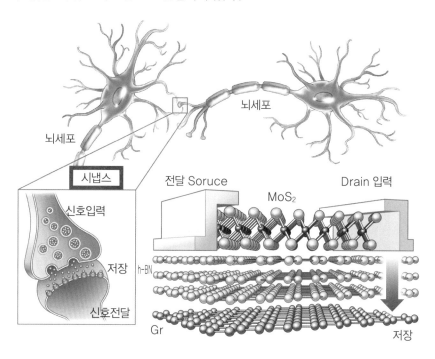

### 3) 현미경으로 촬영한 마우스(생쥐) '해마' 내의 신경세포들과 시냅스 시스템

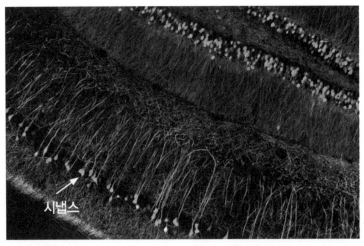

시냅스

### 4) 정상두뇌와 치매환자의 뇌

대뇌피질의 뚜렷한 위축, 뇌실의 확대, 해마의 현저한 위축 소견을 보이고 있다(치매 상태가 되면, 고차원 뇌기능을 수용하는 대뇌피질과 기억에 관여하는 해마의 뇌영역이 현저하게 위축된다. 그 결과로 뇌의 내부공간인 뇌실이 확대된다).

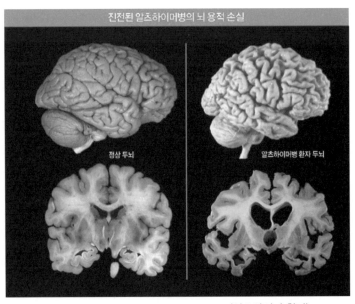

〈정상〉　　　　　　〈알츠하이머 환자〉

5) 치매는 "노환" 아닌 뇌질환입니다.

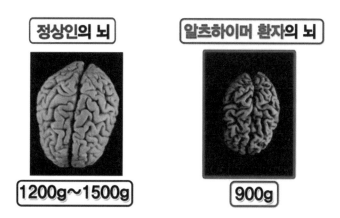

# 치매(인지장애)의 역사

알츠하이머치매라는 진단명은 독일 정신과 의사인 알로이스 알츠하이머(Alois Alzhei-mer, 1864~1915)박사의 이름을 따서 붙인 병명이다. 최초로 이 병에 걸린 환자는 독일인 주부인 아우구스테 데터(Auguste Deter, 1850~1906)였다. 40대에 불면 증세와 집으로 가는 길을 잃고 헤매는 기억장애, 망상증세를 보이는 환자에 대해 '정신분열증 환자가 아니라, 인지기능에 문제가 있다'고 판단하였고, 환자의 뇌조직에서 뚜렷한 병리현상을 발견하였다.

유명인들로서 치매환자는 도널드 레이건 미국대통령, 마가렛 대처 영국총리, 벤허의 찰톤 헤스톤(영화배우), 형사 콜롬보의 피터 포크, 여배우 윤정희 등을 들 수 있다.

## 1) 치매의 역사

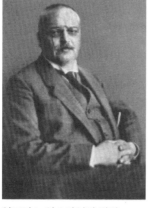 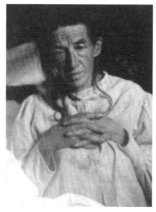

알로이스 알츠하이머 박사;　　아우구스테 데터
(독인 정신과의사)　　　　　(최초의 알츠하이머 치매환자)

"나는, 내 자신을 잃어버렸습니다."

## 2) 치매 유명인들

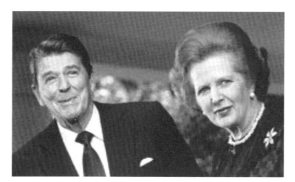 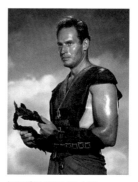

좌 : 도널드 레이건 미국 대통령　　　　　'벤허'의 찰톤 헤스톤
우 : 마가렛 대처 영국 총리

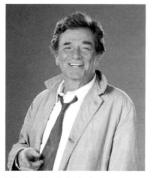 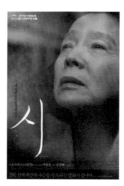

'형사코롬보'의 피터 포크　　　10년째 알츠하이머 투병 중인 윤정희

### 3) 가족의 소중함을 전하는 수많은 치매 영화들

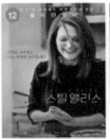
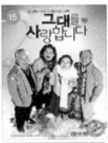
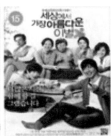

스틸 앨리스
추천지수 10.0 /////

그대를 사랑합니다
추천지수 9.0 /////

세상에서 가장 아…
추천지수 9.0 /////

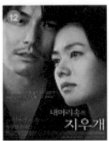
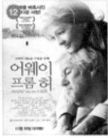
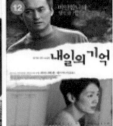

내 머리 속의 지우개
추천지수 7.0 /////

어웨이 프롬 허
추천지수 6.0 /////

내일의 기억
추천지수 4.0 /////

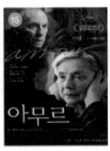
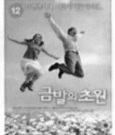
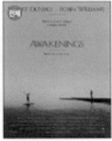

아무르
추천지수 8.0 /////

금발의 초원
추천지수 2.0 /////

사랑의 기적
추천지수 2.0 /////

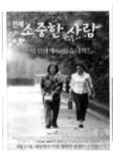
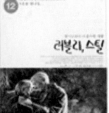
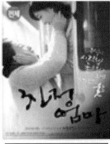

소중한 사람
추천지수 3.0 /////

러블리, 스틸
추천지수 2.0 /////

친정엄마
추천지수 2.0 /////

국내 영화

# 치매(인지장애)는 무서운 병이다

"암은 혼자 죽고, 치매는 가족이 함께 죽는다."라는 말이 있다. 일반적으로 치매는 뇌의 노화에서 오는 노인병이므로, 시간이 흐를수록 노화에 의해 기능이 약해진다는 것이고, 증세가 나날이 나빠지는 것이 자연스러운 현상이다. 환자의 예기치 못한 행동에 달래기도, 화를 내보기도 한다. 환자가 갑자기 사라져 애간장을 태우기도 하고, 위험천만한 행동으로 가슴을 쓸어 내리기도 한다. 오랜 간병으로 몸과 마음이 어느 순간 견디지 못할 때 '돌아가시기를 바라기도 한다.' 그리고 가슴을 때리는 죄책감에 또 한 번 자신을 자책하는, 참으로 지난하고 험난한 시간들을 보내는 게 치매환자를 돌보는 보호자와 가족들의 세월이다.

치매간병은 길게는 10년 이상 장기 간병이 필요한 질환이다. 홀로 짊어지고 가기에는 너무 큰 짐이다. 국가가 지원하는 공적 서비스인 "재가서비스"는 건강보험가입자 또는 피부양자인 경우에 한하여, 65세 이상이거나 65세 미만일지라도 노인성 질병 대상자일 경우, 국민건강보험공단에 장기요양 인정신청을 하면 심신의 기능 상태에 따라 "장기요양등급"을 받을 수 있다. 등급별로 지원되는 재가급여의 월 한도액 안에서 방문요양, 방문목욕, 방문간호, 주야간보호, 단기보호 등의 서비스를 본인부담금 15%를 내면 이용할 수 있다.

특히 현재와 같은 핵가족하에서 치매환자를 24시간 돌볼 수 있는 인력을 갖춘 집은 아주 드물다. 또한 집안에 시설과 장비를 갖추어 놓을 만큼 여유를 가진 집도 거의 없다. 전문적인 치료를 받아야만 하고, 폭력적 성향이 발생할 수도 있다고 진단받았다면 되도록 빨리 격리, 예방해야 한다.

# 치매(인지장애)와의 공존이 두렵고 무서운 이유

2008년 9월, "치매와의 전쟁"이란 엄청난 슬로건으로 정부의 치매대책이 선포되었지만, 지금까지 우리 사회는 치매에 대해 얼마나 알고 있으며 앞으로 어떻게 될 것인가는 분명치 않다.

현재로서는 치매에 대한 완벽한 예방법이나 뚜렷한 치료법이 없다. 이 상태에서 평균 생존기간이 첫 증상 후 12.6년, 진단 후 9.3년이나 되는 장기간의 암울한 투병기간을 환자와 보호자 분들이 과연 잘 견딜 수 있을지?

중앙치매(인지장애)센터에 따르면, 우리나라 치매환자 수는 2018년 11월 현재 12만 명을 넘어섰고, 65세 이상만 보면, 10명 중 1명은 치매환자이며 80세 이상은 4명 중에 1명이 치매환자이다. 85세 이상은 거의 2명 중 1명이 치매환자로 판명되며, 통계로 확인된 숫자보다 많을 것으로 추정된다.

남녀성별은 여성이 71.3%로 남성의 28.7%보다 무려 2.5배나 많다. 우리나라 정부는 치매대책으로서 2017년 9월부터 '치매 국가책임제'를 공식발표 하였으며 **"치매는 암보다 무섭다"**는 인식에서 비롯되었다. 또한 치매는 더 이상 개인의 문제가 아니라, 국가가 나서야 할 문제라는 인식에 그 근거를 두고 있다. 치매의 원인 중 가장 많은 것은 알츠하이머치매와 혈관성 치매이며 약 75%를 차지한다.

저학력, 저소득층이 고학력, 고소득층에 비해 치매에 더 잘 걸린다는 속설이 있는데 이것은 사실이다. 고학력, 고소득계층이 암, 뇌졸중 등의 유병률이 낮은 것도 그 만큼 많은 정보를 알고, 미리 예방하고, 실천할 수 있다는 것을 암시한다.

## 1) 늘어나는 치매환자, 100세 시대 그림자, 5년 뒤엔 치매환자 100만명

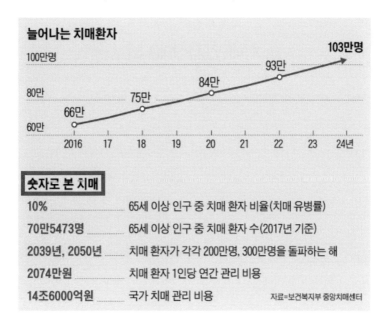

**늘어나는 치매환자**

103만명

100만명
93만
84만
80만          75만
66만
60만

2016  17  18  19  20  21  22  23  24년

**숫자로 본 치매**

| | |
|---|---|
| 10% | 65세 이상 인구 중 치매 환자 비율(치매 유병률) |
| 70만5473명 | 65세 이상 인구 중 치매 환자 수(2017년 기준) |
| 2039년, 2050년 | 치매 환자가 각각 200만명, 300만명을 돌파하는 해 |
| 2074만원 | 치매 환자 1인당 연간 관리 비용 |
| 14조6000억원 | 국가 치매 관리 비용 |

자료=보건복지부 중앙치매센터

## 2) 85세가 되면 2명 중 1명이 치매

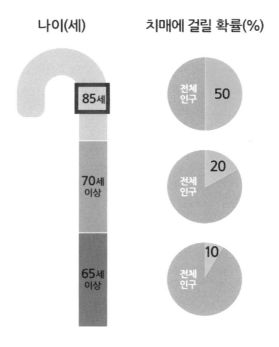

나이(세)          치매에 걸릴 확률(%)

85세          전체인구 50

70세 이상          전체인구 20

65세 이상          전체인구 10

# 치매(인지장애) 뇌

인간의 뇌는 3층구조로 되어있다. 제일 밑의 1층은 생명의 뇌(파충류의 뇌), 2층은 모든 동물이 가진 뇌(고피질/高皮質)이며 변연계(邊緣界)는 본능과 감정을 주관한다. 3층(대뇌피질/신피질,新皮質)은 이성의 뇌로 지혜와 창조를 담당한다. 치매는 3층 지혜의 뇌는 다 망가지고 2층(변연계)과 1층(생명관장)이 남아있는 상태로 감정과 본능만이 남게된다.

즉, 『내가 '나'가 아니게 되는 병』이 치매이다. 치매는 '고매한 인격의 사람'이 '동물'이 되는 병으로서, 자신이 누군지 모르고 생을 마감하게 된다. 이처럼 환자 당사자는 전혀 모르지만, 가족들은 긴 고통의 시간을 보내야 하는 질병이 바로 치매이다. 더욱이 평균수명이 늘어나게 되면 장기간으로 이어지는 간병으로 가족 간의 불화 또는 고통은 더욱 커질 것으로 예상할 수 있다. 치매 치료비는 개인당 연간 2,000만원, 10년정도 계산하면 2억원이 된다. 게다가 치매관리에 소요될 엄청난 '감정적 비용'까지 고려하면 많은 시간과 비용이 들 것으로 예상할 수 있다.

**"치매에 걸리면 더 두려운 것은, 죽음 자체보다 가족에게 남겨지는 아픔과 고통이다."**

## 1) 뇌는 '오케스트라' 이다.

신피질(이성, 사고, 판단), 변연계(감정, 본능), 뇌간(생명유지)이 골고루 발달, 조화
를 이루어야…

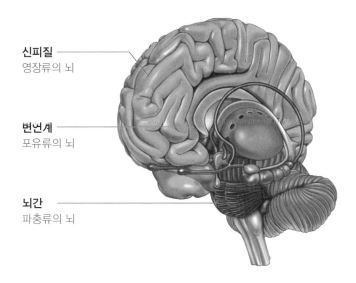

**신피질**
영장류의 뇌

**변연계**
포유류의 뇌

**뇌간**
파충류의 뇌

## 2) 뇌는 기억한다. 고로 존재한다.

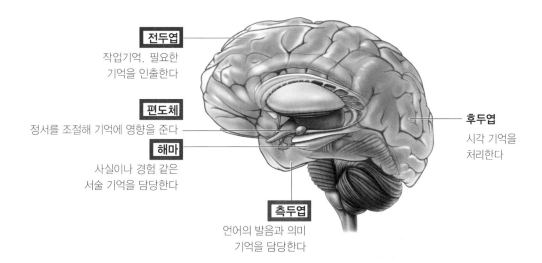

**전두엽**
작업기억. 필요한
기억을 인출한다

**편도체**
정서를 조절해 기억에 영향을 준다

**해마**
사실이나 경험 같은
서술 기억을 담당한다

**측두엽**
언어의 발음과 의미
기억을 담당한다

**후두엽**
시각 기억을
처리한다

3) 변연계 층인 해마와 편도에 병소가 있으면, 기억과 학습에 장애가 생긴다.

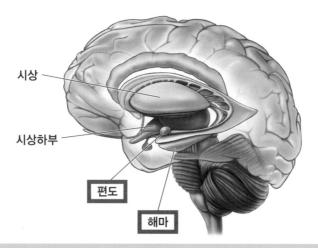

시상

시상하부

편도

해마

**변연계(limbic system)**: 변연계의 기능은 소위 원시적인 기능으로 후각, 감정, 성욕, 식사행동, 동기, 공격성, 기억, 학습 등으로 알려져 있다.

4) 치매 걸려도 '감정의 뇌'는 그대로…마음에 상처 주면 "나쁜치매"로 된다.

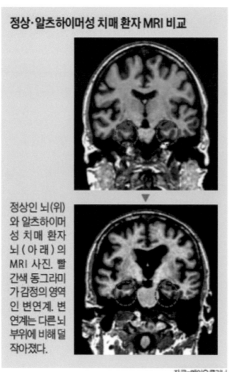

정상·알츠하이머성 치매 환자 MRI 비교

정상인 뇌(위)와 알츠하이머성 치매 환자 뇌(아래)의 MRI 사진. 빨간색 동그라미가 감정의 영역인 변연계. 변연계는 다른 뇌부위에 비해 덜 작아졌다.

자료=메이요클리닉

감정영역인 변연계는 다른 뇌부위에 비해 덜 작아졌다.

# 치매(인지장애)와의 공존을 선택한 '노인의 나라' 일본

65세 이상 노인인구가 총인구의 4분의 1에 이르러 세계 최초로 초고령사회에 진입한 일본에서는 치매환자 수도 급증하고 있다. 2012년 462만 명, 베이비붐 세대가 75세가 넘는 2025년에는 약 700만 명에 이를 것으로 전망된다.

일본에서는 치매를 '치료'와 '격리'의 대상이 아닌 '사회전체가 관리해나가는 질병'으로 보고 정부차원에서 지역사회내 치매환자 돌봄 비중을 늘리는 추세이다.

1990년대부터 치매대책을 수립해 온 일본 정부는 2012년, '치매를 위한 국가 5개년 계획(오렌지플랜), 2015년 '치매와 지역사회공존'(신오렌지플랜)을 목표로 주무 부서인 후생노동청과 11개 부처가 공존체제로 정책을 시행하고 있다. 우리나라 정부는 보건복지부만 관여하고 있다.

지역의 치매환자 가족이 가장 가깝게 닿을 수 있는 '치매카페'(한달에 두번, 치매환자와 그 가족이 모여 서로 정보를 나누고 이야기를 공유한다), '치매 콜센터'(치매 전문상담원과 치매환자가족이 상담해준다), 지역포괄센터가 있으며, 치매환자를 전문적으로 치료하는 지역정신병원에서는 전문의료진을 양성하고, 치매환자 진단과 치료의 사례 검토회를 통해 표준화(Standardization)를 도모하고 의무기록통계를 작성해 나가고 있다.

## 1) 초고령사회가 무섭다. 2005년을 기점으로, 2007년부터 10년 연속 일본 인구 감소

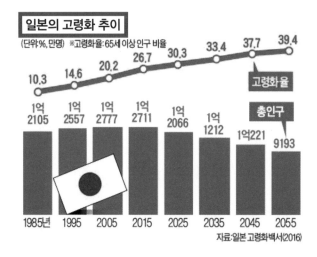

**일본의 고령화 추이**
(단위:%, 만명) ※고령화율: 65세 이상 인구 비율

10.3  14.6  20.2  26.7  30.3  33.4  37.7  39.4

고령화율

총인구

1억      1억      1억      1억      1억      1억      1억221  9193
2105    2557    2777    2711    2066    1212

1985년  1995  2005  2015  2025  2035  2045  2055

자료:일본 고령화백서(2016)

## 2) 치매와의 공존

급속한 고령화로 치매는 언젠가 누구라도 걸릴 수 있는 '**보편질병**'이 되었다. 현재 65세 이상 인구 7명 중 1명이 치매이지만, 2025년엔 5명 중 1명이 될 전망이다.

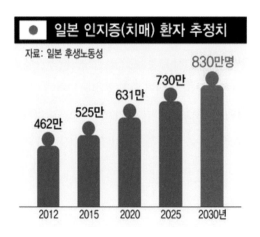

일본 인지증(치매) 환자 추정치
자료: 일본 후생노동성

462만  525만  631만  730만  830만명

2012  2015  2020  2025  2030년

### 3) "다시 가족이다"

일본은 기존의 '**병원입원형**' 치료정책 대신 가족과 함께 지내며 치료 받는 '**재택형**
(*在宅型*)' 치료정책으로 전환(오렌지플랜:2012년)

**일본 치매 정책 '오렌지 플랜' 주요 내용**　　　　　　　　　〈자료: 교토통신 등 종합〉

❶ **표적 치매 케어 방법의 작성 및 보급**
각 지방자치단체에 치매 케어 작성 추진

❷ **치매 조기진단**
· 치매 약물치료에 관한 가이드라이 교육 실시
· 치매 전문 의료인력 확대
· 조기진단 담당 의료기관 수 확대

❸ **의료서비스 구축**
의료 종사자 및 전문의 지역사회 네트워크 관리교육

❹ **조기보호 서비스 구축**
지역사회 조기보호 서비스 지속적 정비

❺ **치매 가족 지원 서비스 강화**
· 치매 가족 및 지역주민 등 모이는 치매카페 설치
· 치매봉사 서포터스 확대 운영

❻ **치매 조기발견 정책 강화**
· 치매 핸드북 제작
· 치매 조기 발견을 위한 콘퍼런스 개최

❼ **의료서비스 인재 육성**
일반병원 근무자 중 치매 대응력 향상 프로그램
이수자 확대

### 4) 치매카페 : '격리'아닌 '공존'을 고민하는 일본

신오렌지플랜(2015)의 목적은 치매환자가 "익숙한 곳에서, 자기답게 살아가는 것."
치매가족의 안식처이며, 현재 전국 통계 5,800개.

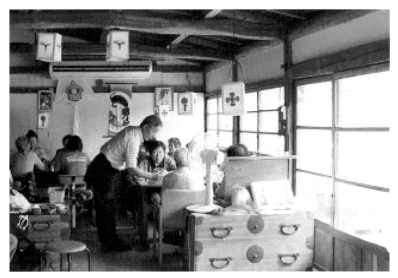

치매 카페

# 생활 속으로 들어온 치매(인지장애), 일본

치매라는 단어가 지닌 부정적인 이미지 탓에 우리나라에서는 '치매'를 '인지장애'로 바꾸었고 일본에서는 2004년에 '치매'를 인지증(認知症)으로 바꾸었다. 일본은 정부 외 지역사회내 치매환자 조기발견과 중증도에 따른 치료와 관리, 삶터로의 복귀에 이르기까지 유기적 연계와 소통을 목적으로 환자별 맞춤 관리 서비스를 제공하는 중간고리의 역할로써, 지역포괄센터의 '케어매니저', 요양시설의 '정신사회복지사' 그리고 치매 대응교육을 이수한 '치매 서포터즈'가 있다.

2017년 기준 '치매 서포터즈'수는 800만 명이며, 2020년이면 1200만 명에 이르러 일본 전체인구의 약 10%가 치매 서포터즈로 활동할 것으로 보인다. 치매상식과 환자대응법이 담긴 90페이지 분량의 교본을 통해 6시간 교육을 받으면 누구나 자격을 얻을 수 있으며, 주황색 팔찌가 주어진다. '치매 콜센터'에는 전문상담원 1명과 치매환자 가족 1명이 2인 1조로 상담에 응한다. 치매상담에서 가장 중요한 것은 **"공감"**이라고 한다. 치매환자의 가족을 상담원으로 배치하는 이유는 환자의 눈높이에서 문제를 파악하고 가장 필요한 서비스를 제공하기 위해서이다.

## 1) "국가가 가족을 대신하는 정책은 번번히 실패로 돌아갔다."

"국가는 가족을 도울 뿐" "결코 국가가 가족을 대체할 수 없다."라는 명제를 유럽, 일본 정부는 반영하고 있다.

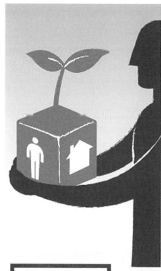

### 영국의 보육정책

2차 세계 대전 때 탁아소 건립 정책 시작

아이들 면역력 낮아지고 사망률 높다는 연구 결과 나와

1945년 유아교육 기관 확장 제한 발표 이후 부모가 아이를 양육할 수 있도록 지원하는 정책으로 변경

### 한국의 한 가구당 평균 구성원 수
단위: 명

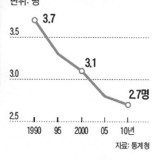

자료: 통계청

### 일본의 노인정책

1960년대부터 장기요양시설 건립 추진 (병원입원형 정책)

50년 만인 지난 9월 재택형 치료 정책인 '오렌지 플랜' 발표

### 스웨덴의 치매정책

1913년 노인복지정책 시작(요양시설 건립 정책)

1980년대부터 실비아 왕비 중심으로 가정 중심 치매 전략 시행

### 한국의 1인 가구수 단위: 가구
괄호 안은 전체에서 차지하는 비중

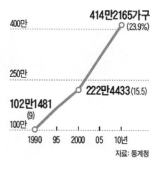

자료: 통계청

## 2) 지역사회의 치매끌어안기

일본정책의 차이점은 지역포괄케어의 강화, 즉 환자 중심으로 그 가족 돌봄과 주변 사회 환경의 지원 강화.

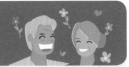

### 일본의 다양한 치매 지원책

- 치매 인식 교육 및 치매 서포터 양성(2018년 12월 기준 1,100만 명)
- 치매 초기 지원 강화(전문가가 지역 내 치매의심자 방문상담 등)
- 치매 환자 및 가족 참여 치매카페(2017년 기준 일본 내 5,860여 곳)
- '오렌지도어''아유미회' 등 치매 환자 본인 및 가족 교류회
- 치매 환자 참여 활동 확대(세차, 공공시설 청소 등)

〈자료: 일본 후생노동성〉

## 3) 일본의 치매 서포터즈

**오렌지링** : 노년의 노을을 의미하는 오렌지(주황)색 표식으로, 지역 내 "서포터"로 활동하겠다는 표식. 2017년 800만 명, 2020년 1,200만 명(전체인구의 약 10%)

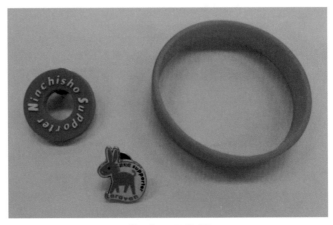

서포터즈: 오렌지링

4) 일본 이화학연구소가 개발한 간병로봇 '로베아'가 앉아 있는 사람을 안아 올리는 동작을 시연 중

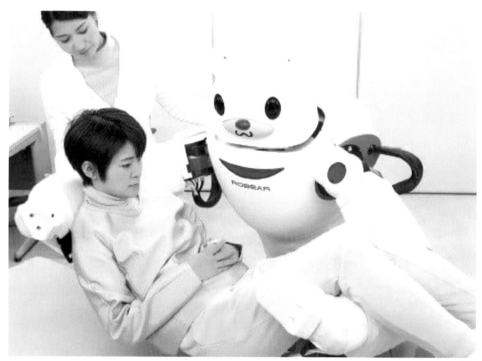

간병로봇: 로베아

# 치매(인지장애)와의 전쟁, 우리나라

2008. 9월 정부는 **〈치매와의 전쟁〉**을 선포한 후 3차례에 걸친 치매편의 종합계획을 세우고

2011. 8월 〈치매관리법〉을 개정하였다.

2008 ~ 2012 제1차 치매관리 종합계획 : 정부차원에서 직접, 체계적으로 치매환자를 관리한다.

2012 ~ 2015 제2차 치매관리 종합계획 : 치매(인지장애)에 대한 부정적인 인식의 개선, 치매관리 시설확충, 맞춤형 치료와 보호를 강화한다.

2015 ~ 2020 제3차 치매관리 종합계획 : 공급자 중심이 아니고 환자, 가족중심의 수요자 중심대책을 추진하고 있다.

이러한 노력 덕분에 '치매예방' 및 '조기 발견'의 중요성에 대한 사회적 인식이 높아졌다.

## 1) 치매국가책임제 : "서두르다 꼬였다."

취약점으로 65세이상 노인, 정부 90% 부담 쉽지 않다. 국가재정부담이 크게 늘어 날 듯.

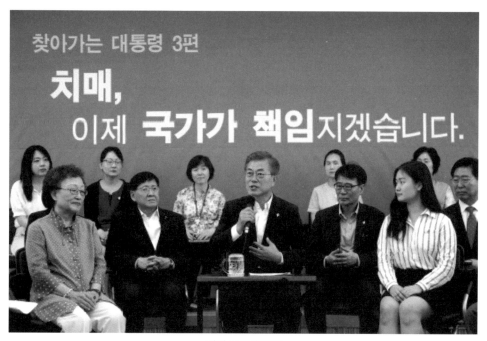

치매 국가 책임제

## 2) 중등도 이상 치매환자, 한해 60일간 진료비 10%만 부담: 역시 인력, 재정 모두 문제

|  | 시행 전 | 시행 후 | 차별점 |
|---|---|---|---|
| 치매상담·교육 | 경증환자<br>1만 명 | 69만 명 및<br>모든 가족 | 치매안심센터<br>1:1 맞춤상담·관리 제공 |
| 장기요양 보험적용 | 30만 명 | 69만 명 | 치매등급 판정개선<br>모든 환자에 등급 부여 |
| 방문요양 | 10만 명 | 17만 명 | 통합형 방문서비스 제공<br>(요양+목욕+간호+상담) |
| 주야간 보호 | 5만 명 | 6~8만 명 | 치매안심형<br>주야간 보호 제공 |
| 요양시설 입소 | 17만 명 | 18만 명 | 치매안심형<br>장기요양 시설 확대 |
| 일자리창출 | – | 3만 6천 명 |  |

제3자 치매관리 종합계획

## 3) 치매 노인 위치 찾는 '배회 감지기'

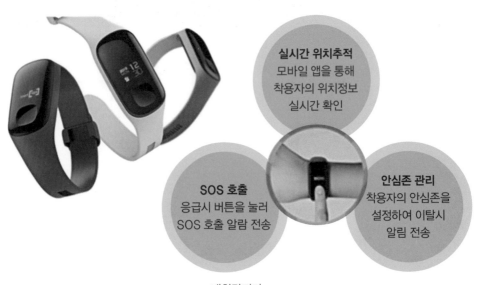

배회감지기

## 4) 치매와의 전쟁 (2012.5)

**"포플리즘의 극치"** 미국 국립보건원의 치매예방약 프로젝트.

실패로 돌아갈수밖에 없었던 '로슈' 제약회사의 표적치료제 크레네쥬마브(crene-zumab).

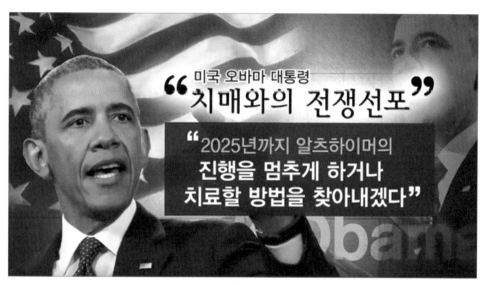

포플리즘의 극치

# 알츠하이머치매(인지장애)와 고령화

알츠하이머치매가 전염성 있는 유전병은 아니지만 한번 걸리면 10년 이상 투병하기에, 인구 고령화와 맞물려 폭발적으로 증가할 것이다.

2018년 70만 명, 2024년 100만 명, 2050년에는 271만 명으로 노인 7명 중 1명이 치매에 걸릴 것으로 예상된다. 우리나라는 베이비부머들의 고령화 진입과 맞물려 평균수명 연장, 초핵가족화 등으로 『'고령자'들이 '고령자'들을 모시는 시대』가 되었다.

치매의 경우, **"본인에게는 천국, 가족에게는 지옥"**이라는 표현을 쓰기도 한다. 즉, 24시간 잠시도 눈을 뗄 수 없는 상황, 길어지는 병수발 기간, 늘어만 가는 경제적 부담, 점점 악화되는 증상들…, 치매환자 가족들이 언젠가는 맞닿아야 할 과제들이다.

## 1) "우리나라는 급속히 늙어가고 있다."

65세 이상 비율이 7% 이상은 '고령한 사회', 14% 이상은 '고령사회', 20% 이상은 '초고령사회'로 분류. 한국은 2000년 고령화사회, 2018년 고령사회, 2026년 초고령사회로, 26년만에 초고속고령화를 보여(프랑스 154년, 독일 77년, 일본 36년이 걸림)

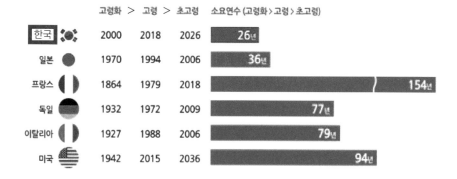

## 2) '고령화 사회와 증가하는 치매 환자'

65세 인구중 치매환자의 비중은 한국(9%)이 일본(15%)에 비해 낮지만, '치매예비군'인 **"경도인지장애(MCI)"**의 비중은 한국(28%)이 일본(13%)에 비해 훨씬 높다.

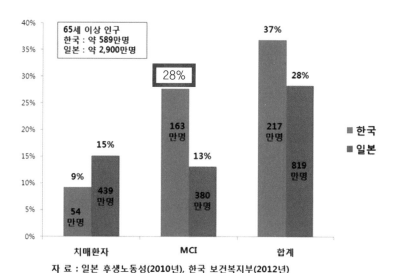

자료 : 일본 후생노동성(2010년), 한국 보건복지부(2012년)

• MCI : 경도인지장애 - 정상이라 할 수 없고 치매라고도 할 수 없는 상태로
치매예비군이라 칭함

치매 전단계인 '경도인지 장애'의 비중이 일본에 비해 한국이 훨씬 높다.

# 치매(인지장애)는 흔한 병이다

여러분의 주변에도 치매진단을 받은 사람이 한두 명은 있을 것이다. 이제 치매는 특별한 사람이 걸리는 병이 아니다. 우리 중에 누구라도 걸릴 가능성이 있다. 이웃 일본에서는 65세 고령자의 15%가 치매로 추산되고 있다. 약 462만 명에 이른다.

> \* 기억저장중추인 해마(海馬)에 장애가 생긴다.
> - 기억은 3단계로 이루어진다.
> - 1단계는 사물이나 경험을 인식해 저장하는 것
> - 2단계는 그것을 계속 저장하는 것
> - 마지막 3단계는 그것을 끄집어내 사용하는 것이다.
> - 저장장소는 뇌측두엽의 안쪽에 있는 해마라는 부분이다.
> - 우리는 매일 방대한 양의 정보를 받아들여 정리하면서 생활한다.
> - 치매의 경우, 기억저장 중추인 '해마'에 장애가 생기기 때문에 기억을 저장할 수 없다.

1) 암보다 두려운 치매

## 환자, 가족 고통이 가장 큰 질병은?

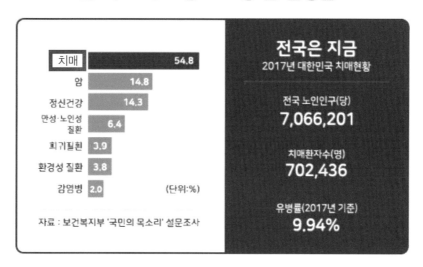

| 치매 | 54.8 |
| 암 | 14.8 |
| 정신건강 | 14.3 |
| 만성·노인성 질환 | 6.4 |
| 희귀질환 | 3.9 |
| 환경성 질환 | 3.8 |
| 감염병 | 2.0 |

(단위:%)

자료 : 보건복지부 '국민의 목소리' 설문조사

**전국은 지금**
2017년 대한민국 치매현황

전국 노인인구(당)
**7,066,201**

치매환자수(명)
**702,436**

유병률(2017년 기준)
**9.94%**

2) 좌 : 해마가 병들면 치매가 일어난다 / 우 : 뇌속의 '해마'와 물고기 '해마' 비교 사진

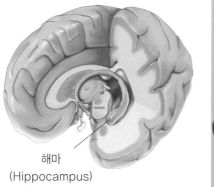

해마
(Hippocampus)

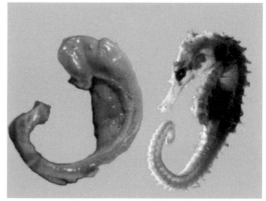

좌: 뇌 속 '해마' 우: 물고기 '해마'

### 3) 치매에 걸린 뇌의 모습

가장 심각하게 영향 받는 부위는 언어중추(변연계)와 기억중추(해마) 이다.

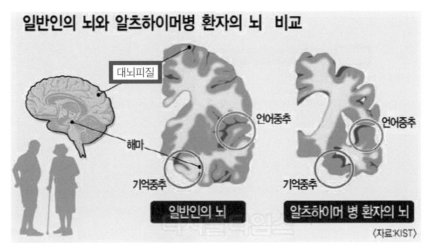

기억, 언어중추가 현저히 위축된 소견

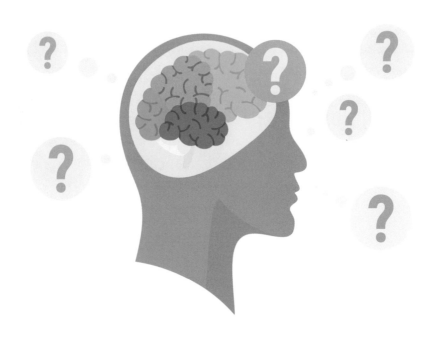

## 4) "나를 잊어가는 질병, 치매"

알츠하이머 치매 진행과정

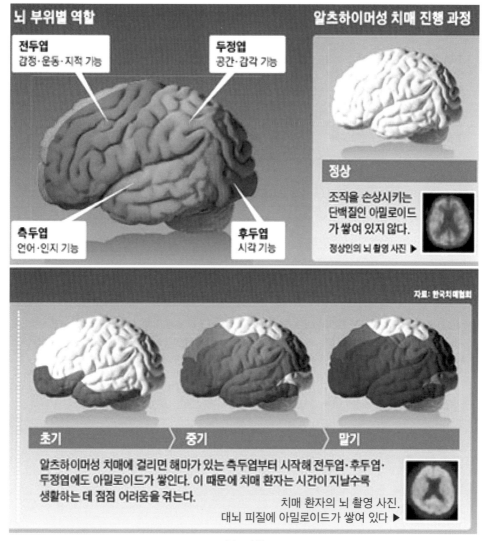

위: 정상
아래: 알츠하이머 치매
대뇌 피질에 아밀로이드가 쌓여있다.

# 리보의 법칙(Ribot's Law) : 최근 기억부터 사라진다

치매노인들이 보이는 행동 중 두드러진 것은, 심지어 어렸을 때로 돌아간 것처럼 행동한다는 것이다. 기억력이 감퇴하면 최근 기억부터 사라진다는 것은 19세기 중반부터 이미 알려져 있으며 프랑스의 심리학자 테오될 리보(Théodule Ribot)는 기억뿐 아니라 살아오면서 획득하게 된 모든 심리학적 기능들은, 획득한 순서를 역행하면서 잃어버리게 된다고 밝혔다. 이러한 리보 법칙의 원인에 대해서 일반적인 기억이론으로서, 최근의 일은 해마(hippocampus)라는 뇌구조물에 일시적으로 저장되며 이곳에서 대뇌연합피질로 정보가 반복적으로 전달되면서 영구적인 기억으로 조금씩 굳어진다고 설명된다. 따라서 치매나 알코올중독 같은 해마에 문제가 생기는 질환에서는 최근 기억이 영구적인 기억으로 새겨지지 못한다.

이미 쉰살이 넘은 아들에게 학교 잘 다녀왔냐고 묻기도 하고, 돌아가신지 수십년이 지난 아버님, 어머님이 자신을 찾는다고 집을 나서기도 하고, 은퇴한지 20년이 넘은 교장 선생님이 아침 조례한다고 삐뚫어진 넥타이를 매고 나서기도 한다. 그렇지만 수십년 전 기억들은 생생하게 기억해내기도 한다.

1) 프랑스 심리학자 테오 뒬 리보(1839~1916) '기억력이 감퇴하면 최근 기억 부터 사라진다'

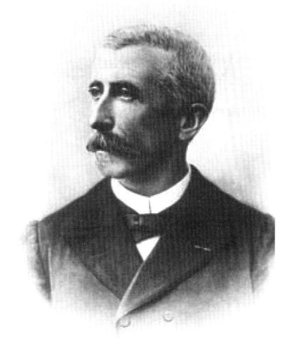

테오 뒬 리보
(프랑스 심리학자)

2) 어린 시절의 기억은 뚜렷하다, 왜 그럴까?

**리보의 법칙은 왜?**

**뇌의 저장 공간**    어린 시절의 기억은 뇌의 저장 공간이 아주 많을 때 보관되는 것이라서 중장년기의 기억보다 뚜렷한 것이다.

**교란**    기억은 저장되고 인출되는 과정에서 교란을 겪는데 오래된 기억은 이 교란에서 비교적 자유롭다.

# 알츠하이머 치매(인지장애)의 뇌변성

    알츠하이머형 치매환자가 사망한 후 현미경으로 뇌를 관찰해 보면, 검게 보이는 부분이 나타나는데 이를 노인반점이라 부르며 주성분은 **ß아밀로이드 단백질**이다.

    정상인의 경우 ß아밀로이드 단백질은 분해되어 없어지지만, 알츠하이머형의 경우 뇌 속에 침착해 노인반점을 형성하며 뇌 속에 이 물질이 쌓이는 곳에서부터 증상이 시작된다고 한다. 그리고 타우(Tau)라는 단백질이 침착, 신경이 변성되면서 신경세포가 죽음으로써, 신경전달물질인 아세틸콜린을 만들어 낼 수 없게 되어 인지장애가 일어난다.

## 1) 알츠하이머 병, 아밀로이드 플라크

아밀로이드 플라크가 축척된 치매환자 뇌 신경세포 모형도

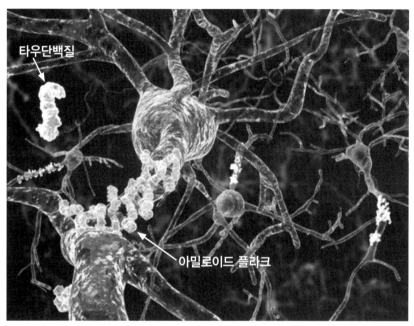

아밀로이드 플라크와 타우단백질

## 2) 20년 논쟁, 아밀로이드 가설

치매환자 뇌 속에 아밀로이드와 타우 단백질이 침착 된 사진

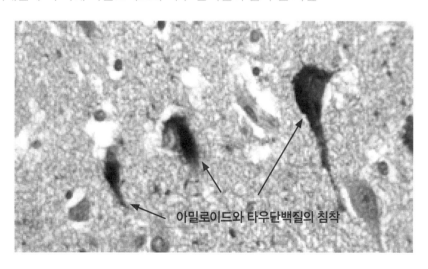

### 3) 여전히 주목할 만한 타겟, 베타아밀로이드

알츠하이머 치매는 베타아밀로이드와 타우 단백질의 응어리들이 뇌에 쌓이면서 아밀로이드 플라크(amyloid plaques)나 타우 단백질 응집체(Tau tangle)를 형성하게 된다.

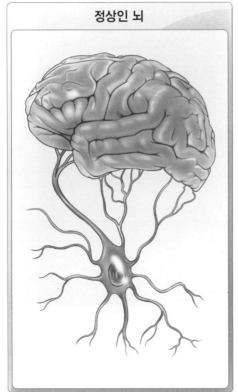

정상인 뇌

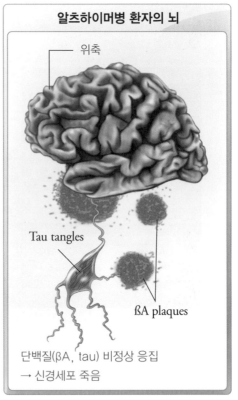

알츠하이머병 환자의 뇌

위축

Tau tangles

ßA plaques

단백질(ßA, tau) 비정상 응집
→ 신경세포 죽음

베타 아밀로이드 플라크

## 4) 잠 못 자면 뇌속에 치매 단백질 쌓인다.

수면장애로 인하여 뇌신경세포에 해로운 타우 단백질의 축적, 신경미세소관이 분해되는 그림

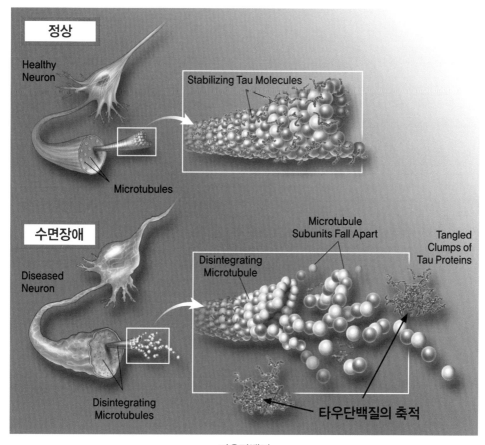

타우단백질

# 02

## 치매(인지장애)의 종류별 원인과 증상

*정신의 가장 아름다운 특권의 하나는 늙어서 존경된다는 것이다.* _스탕달

# 치매(인지장애)의
# 종류별 원인과 증상

## 알츠하이머치매(인지장애)의 원인과 증상

치매 전체의 2/3를 차지한다. 노화, 유전, 당뇨병이나 고혈압 등의 생활습관병이 발병에 관여되어 있고, 증상의 특징이 서서히 그리고 확실하게 진행하지만, 본인은 낙천적이고 질병이라는 인식이 부족하다. 거리를 배회하거나, 후각이 쇠퇴되어 상한 음식을 먹고, 설사와 구토를 하기도 하며, 자기 공상을 실제의 일처럼 말하는 '작화(作話)' 증상이 나타나기도 한다.

병인은 뇌속의 아밀로이드 침착 및 아밀로이드에 의해 2차적으로 나타나는 타우(Tau) 단백질의 과산화 및 침착이다. 아밀로이드는 임상증상이 나타나기 15~20년전부터 쌓이기 시작하는 것으로 알려져 있으며, 아밀로이드에 의해 뇌세포의 기능이 서서히 떨어지면서 뇌세포의 타우 단백질에 과인산화가 발생하고, 이로 인해 뇌세포가 사멸함으로써 뇌 위축이 진행하게 된다. 이러한 뇌 위축은 첫 증상 발생 후(주로 기억력 저하) 3~5년전부터 시작되는 것으로 알려져 있다.

## 1) 다양한 발생원인에 따른 치매의 유형

60% 이상이 알츠하이머 치매, 그 외 혈관성 치매, 복합성 치매, 루이체 치매, 전두측두엽 치매, 파킨슨병 치매 등이다.

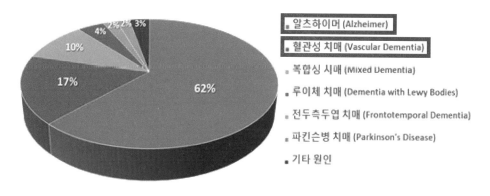

## 2) "알츠하이머 발생, 미리 예측한다." 알츠하이머 뇌 영상 소견으로, MRI, PET

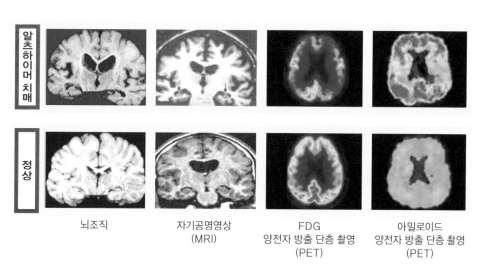

**3) 알츠하이머 진행 과정 최소 8~10년에 걸쳐 서서히 진행된다.**

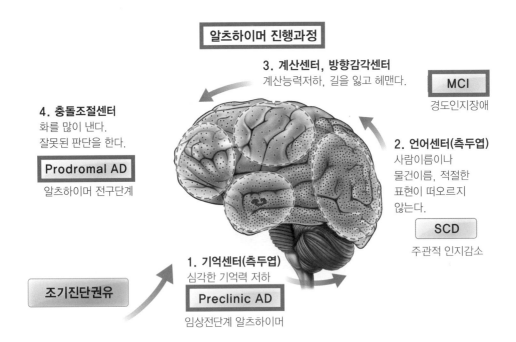

**알츠하이머 진행과정**

**3. 계산센터, 방향감각센터**
계산능력저하, 길을 잃고 헤맨다.

**MCI**
경도인지장애

**4. 충돌조절센터**
화를 많이 낸다.
잘못된 판단을 한다.

**Prodromal AD**
알츠하이머 전구단계

**2. 언어센터(측두엽)**
사람이름이나
물건이름, 적절한
표현이 떠오르지
않는다.

**SCD**
주관적 인지감소

**조기진단권유**

**1. 기억센터(측두엽)**
심각한 기억력 저하

**Preclinic AD**
임상전단계 알츠하이머

## 4) 치매, 조기진단과 조기예방이 필요

알츠하이머 치매는 잦은 건망증을 호소하는 주관적 인지장애 단계에서 경도 인지
장애(MCI)를 거쳐, 경도 치매에 이르게 되고, 10년정도 경과하게 되면, 중등도 및
고도치매로 발전하게 된다.

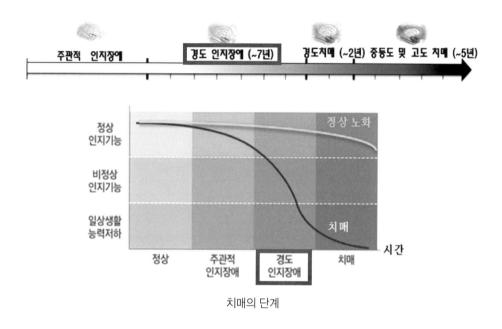

치매의 단계

고령, 다운증후군, 저학력, 치매의 가족력, 80세 이상의 여성 등이 알츠하이머의 발병 위험인자이며 고혈압, 당뇨, 고지혈증, 비만 등의 심혈관 위험인자들이 직·간접적으로 알츠하이머의 발병기간에 관여하는 인자로 알려져 있다.

따라서 알츠하이머는 어느 특정 단일 원인에 의한 질환이라기 보다는 진행성의 신경계 노화 현상에, 유전적 위험요소와 환경적 위험인자가 더해진 복합 발병기전에 의한 증후군으로 볼 수 있다. 발병 후 서서히 죽음에 이르는 기간은 약 10년 정도이지만, 사람에 따라 20년이 넘는 경우도 있다.

65세 이전에 첫 증상이 발생하는 조발형 알츠하이머에는 유전적 요인이 더 크게 작용한다고 알려져 있다.

## 5) 고혈압, 당뇨병 환자, '혈관성 치매' 위험 높아

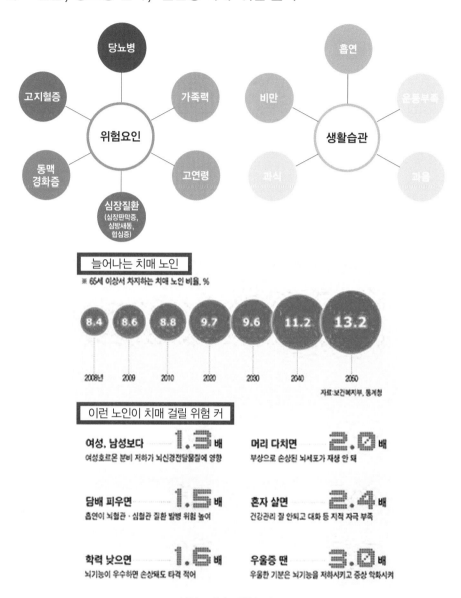

위험요인과 생활습관

# 혈관성 치매(인지장애)

뇌의 혈관이 막히거나 터짐으로써 그 부분의 뇌기능이 나빠져 생기는 치매를 말한다. 첫번째 특징은 의욕저하나 울적함, 감정조절 실패 등이다. 치매환자 전체 중 20%를 차지하며 알츠하이머형에 비해 비관적인 분위기가 강하며 고혈압, 당뇨병, 고지혈증, 흡연 등 심장질환이나 동맥경화 위험인자를 많이 갖고 있는 경우가 많다. 이러한 생활습관병이 뇌혈관장애를 발생시키므로, 예방이 중요하고, 조기치료 및 재활로서 증상의 진행을 억제할 수 있다. 전두엽의 혈류저하가 보이는 것도 특징이다.

## 1) 무서운 병, 뇌졸중

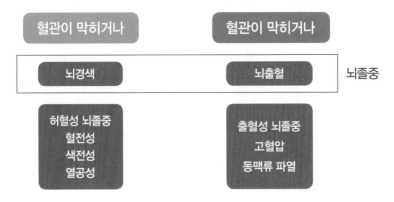

## 2) 뇌혈관에 의한 뇌손상으로 치매 발생

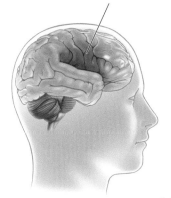

Area deprived
of blood

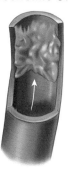

Ischemic Stroke

A thrombus or embolus blocks
blood flow to part of the brain.

**뇌경색** : 동맥경화나 혈전으로 뇌혈관이 막히거나 좁아짐

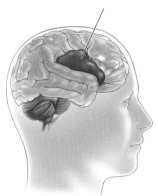

Area of bleeding

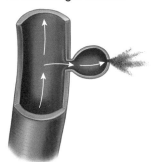

Hemorrhagic Stroke

Blood spills out from break
in blood vessel in brain.

**뇌출혈** : 혈관이 '꽈리'처럼 부풀어오르는 뇌동맥류 출혈에 의해
뇌조직이 손상을 입어 발생

## 3) 치매의 30%는 '혈관성 치매', · · · · 건강하다고 방심은 금물

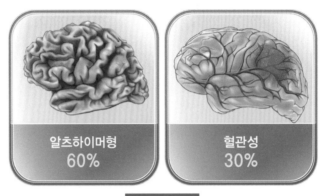

알츠하이머형
60%

혈관성
30%

치매의 원인

## 4) 미리 막을 수 있는 유일한 치매

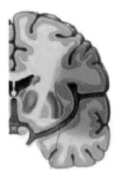

**허혈성** 뇌혈관질환에 의한 혈관성치매

(발병기전/뇌영상 소견)

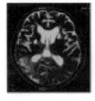
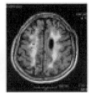
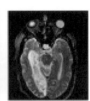

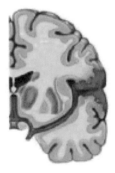

**출혈성** 뇌혈관질환에 의한 혈관성치매

(발병기전/뇌영상 및 뇌조직 소견)

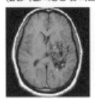
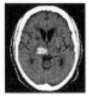
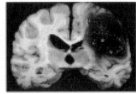

뇌영상 및 뇌조직소견

## 5) 심혈관위험인자 관리로 치매 막는다.

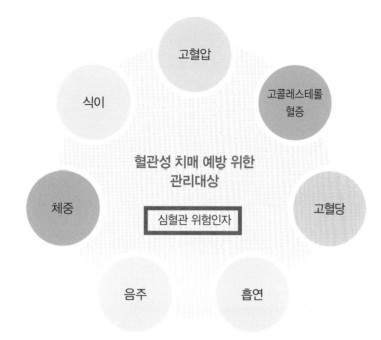

# 혈관성 치매(인지장애)의 원인과 증상

북미나 유럽에서는 심장병이나 경동맥 경화 환자가 많고, 이러한 환자의 경우, 혈전이나 아테로마(혈관 속의 지방조직)가 떨어져 나와 뇌혈관을 막아 피의 순환이 되지 않고, 신경세포가 사멸하여 다발경색성 치매(Multi-infarct dementia)가 일어난다.

이에 비해 우리나라나 일본에서는 고혈압 환자가 많고 이러한 환자의 경우, 뇌의 주요 동맥은 물론 가느다란 뇌동맥에도 경화가 와서 뇌출혈, 즉 뇌졸중(Stroke)이 일어난다.

즉, 뇌출혈이 원인이 되어 뇌혈관성 치매가 이차적으로 일어나는 경우가 많았다. 그러나 최근에는 뇌혈관 경색이 원인이 되어 발생하는 치매가 증가하고 있다.

뇌혈관경색이 원인인 경우, 경색의 수가 중요한 것이 아니고, 경색의 크기와 경색의 발생부위가 더 중요하다. 뇌경색 및 만성허혈성 뇌손상의 위험요인에는 고혈압, 흡연, 심근경색, 심박세동, 당뇨병, 고콜레스테롤혈증, 운동부족 등이 있다.

알츠하이머치매는 증상이 서서히 점차적으로 악화되는 경과를 보이는데 비해 뇌경색의 경우 증상이 비교적 갑자기 나타나며 그 이후 서서히 좋아지다가도 또 다시 나빠지는 경과를 보이게 된다.

혈관성 치매에 대해서는, 새로운 혈액순환을 유지하는 수술로, 나을 수 있는 확률이 15% 이상 있음에도 불구하고, 적극적인 수술적 방법으로 치매치료를 진행하였다는 보고는 거의 없다는 것이 안타까운 현실이다.

## 1) 혈관성 치매, 뇌졸중으로부터 시작된다.

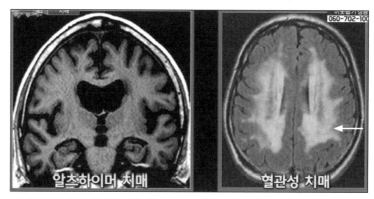

혈관성 치매: 미세혈관이 막혀 뇌세포가 손상되어 하얗게 보임(화살표).

## 2) 알츠하이머(노인성) 치매와 혈관성 치매 비교

알츠하이머 치매와 혈관성 치매

| 특징 | 알츠하이머 치매 | 혈관성 치매 |
|------|----------------|-------------|
| 발병시기 | 느린 진행 | 갑자기 발병 |
| 경과 | 점진적 진행 | 단계적 진행/중단 반복 |
| 대표증상 | 가벼운 건망증으로 시작 | 한 번 이상 뇌졸중 경험 / 계단식 경과 |
| 인지장애 | 전반적 | 부분적 |
| 신경증상 | 말기에 심함 | 마비, 언어장애, 어지럼증, 보행이상 등 신경학적 이상증상 다수 |

## 3) 불시에 찾아오는 뇌졸중의 위험요소

### 뇌졸중의 위험 요소 10가지

❶ 고혈압 **47.9%**

❷ 운동 부족 **35.8%**

❸ 혈중 지방 **26.8%**

❹ 나쁜 식습관 **23.3%**

❺ 비만 **18.6%**

❻ 스트레스 **17.4%**

❼ 흡연 **12.4%**

❽ 심장질환 **9.1%**

❾ 음주 **5.8%**

❿ 당뇨병 **3.9%**

〈출처: Lancet, 2016〉

## 4) 완치 어려운 혈관성 치매

### 혈관성 치매의 치료와 예방

아스피린이나 티클로피딘 같은 항혈소판제를 투여

인지기능 개선제

혈압을 조절

혈당을 적정 수준으로 유지

고지혈증의 치료

금연, 운동, 식이요법

경동맥 내막절제술, 혈관확장술

우리 곁의 치매 *Dementia, Close to us*

# 루이체(Lewy body)형 치매(인지장애)

　뇌의 신경세포 내부에 루이체라고 불리는 구형상(둥근모양)의 물질이 다수 나타나고 후두엽의 혈류가 저하된다. 특징은 환시 '방구석에 난쟁이가 앉아있다' 등의 환각증상을 보인다. 그리고 손이나 목 부위의 안정 시 떨림, 근육경직, 운동기능 장애 등의 파킨슨 병의 증상이 많이 나타난다. 동물, 곤충 등의 생생하게 보이는 '환시' 현상이 특징이며, "도와달라"고 소리를 지르거나, 여러 차례 '응급차'를 불렀던 병력이 있을 수 있다. 또한 종종 걸음으로 걷기에 증상이 진행 시 '자빠지는 치매'라고 불리기도 한다.

## 1) 알츠하이머 치매와 다른 증상을 보인다.

알츠하이머 · 혈관성 이외의 치매로서

| 치매종류 | 증상 |
|---|---|
| 전두엽 치매 | 초기에 성격이 공격적으로 변하고 식욕·성욕이 갑자기 늘어남. 중기로 진행되면서 언어 이해력 떨어지고 기억력 저하 |
| 루이체 치매 | 헛것이 보이고 기억력이 떨어졌다가 회복됐다가를 반복함. 도파민이 부족해 온몸이 굳는 파킨슨 증상이 동반되기도 함 |

## 2) 대뇌 신경세포 안에서 발견되는 단백질 덩어리 (루이체)

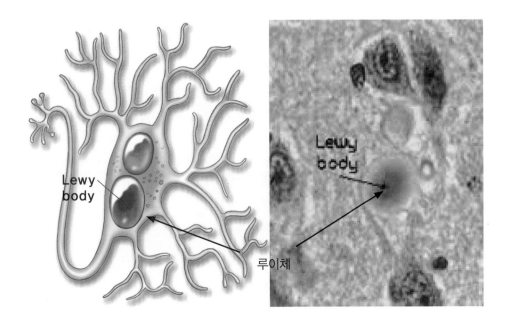

## 3) 환각을 보는 병

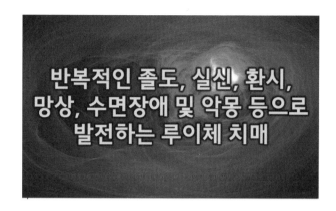

## 4) 대표적 증상

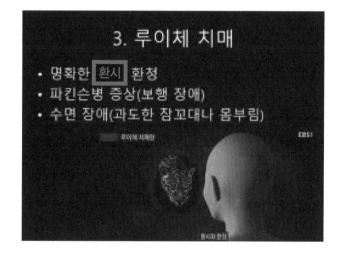

5) 주말 드라마 '같이 살래요'에서 장미희, 루이체 치매환자로

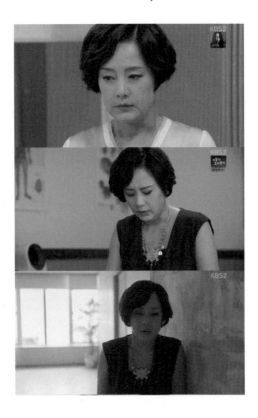

6) "로빈 윌리엄스" 앗아간 루이체 치매

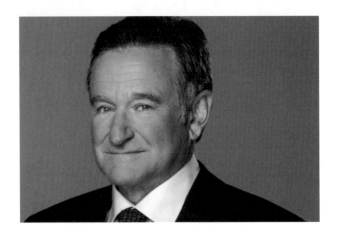

# 전두측두형치매(인지장애) : 픽 병

대부분은 전두엽이나 전두엽과 측두엽 양쪽에 장애가 생기고, 초로기인 65세 미만에서 발병하며, 10년 이상에 걸쳐서 천천히 진행하는 경우가 많다. 이성적 판단을 담당하는 전두엽이 침식되기 때문에 어린아이처럼, 행동을 제어하는 말을 잘 따르지 않게 되어, 절도 같은 도둑질이나 교통위반 등 반사회적 행위를 동반한다. 또한 흥미와 관심이 없어지면 이야기를 나누는 도중에 자기 자리를 떠나며, 같은 행위를 반복하거나(Going my way behavior), 불결한 행위를 잘 한다는 특징들이 있다.

## 1) 아놀드 픽(Pick) : 최초 보고, 체코의 정신의학자

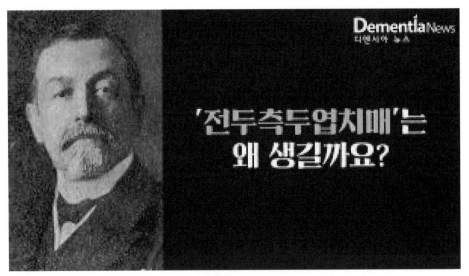

아놀드 픽

## 2) 뇌손상 부위에 따른 치매 증상은?

뇌 부위별 역할

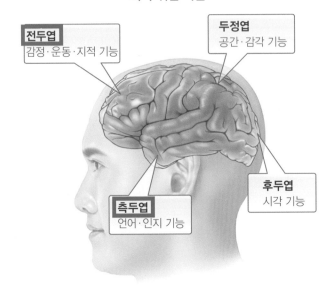

3) 전두엽 손상 시 성격이 난폭해지고, 측두엽 손상 시 말이 어눌해지고, 사람을 못 알아보는 특징

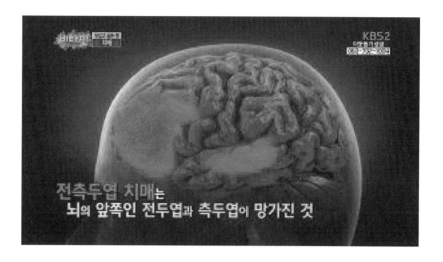

4) 치매치료제(도네페질, 메만틴) 사용 시, 오히려 역효과

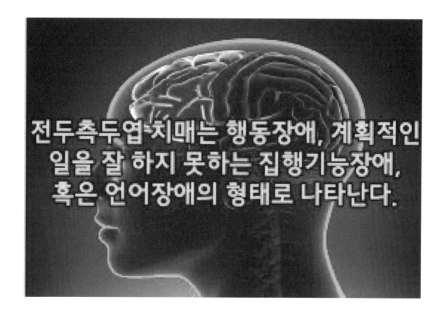

# 알코올성 치매(인지장애)(Alcohol related dementia)

최근 젊은 층에서도 치매환자들이 늘어나고 있는데, 과다한 알코올 섭취로 인한 알코올성 치매가 흔한 원인 중 한가지이다. 알코올은 혈관을 통해 우리 몸에 흡수되는데 술을 많이 마시게 되면, 간장이 제때에 해독할 수 없어 혈관으로 흘러 보내는데, 혈액 속의 알코올 성분이 뇌세포에 손상을 주게 되고, 이러한 문제가 반복될 시 뇌세포가 파괴되고 뇌의 용량이 작아지는 등, 뇌는 회복 불가능한 상태로 영구적인 손상을 입게 된다.

"술을 마시는 것은 마치 뇌신경계에 마취제를 넣는 것과 같다."
술을 마신 후 똑바로 걷지 못하는 것도 알코올이 운동을 조절하는 소뇌에 영향을 미친 결과이다. 이는 알코올이 뇌의 감성조절중추를 교란하기 때문이다. 알코올이 기억을 관장하는 '해마'에 침범하면 기억을 지워버리게 된다.

**"생각이 나지 않는다**(Black-out)"는 것이 전형적인 증상인데, 술을 마신 다음날 무슨 일을 저질렀는지 기억하지 못하는 단기 기억 상실증이 생기는 것이다. 우리가 흔히 말하는 술주정은 뇌가 흥분상태를 넘어 뇌의 기능이 떨어져 통제력을 상실한 것이다. 이런 과정이 반복되면 신경세포가 아예 손상되는 것이다. 뇌신경세포의 손상이 '임계치'를 넘으면 치매로 진행하게 되는 것이다.

## 1) 알코올이 뇌의 각부위에 미치는 영향

뇌가 먼저 취한다.

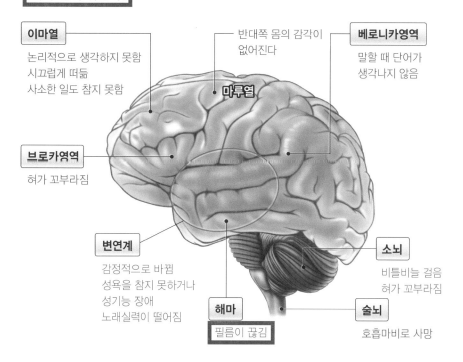

**이마열**

논리적으로 생각하지 못함
시끄럽게 떠듦
사소한 일도 참지 못함

반대쪽 몸의 감각이
없어진다

**마루열**

**베로니카영역**

말할 때 단어가
생각나지 않음

**브로카영역**

혀가 꼬부라짐

**변연계**

감정적으로 바뀜
성욕을 참지 못하거나
성기능 장애
노래실력이 떨어짐

**해마**

필름이 끊김

**소뇌**

비틀비늘 걸음
혀가 꼬부라짐

**술뇌**

호흡마비로 사망

## 2) "알코올이 해마를 죽인다." 대뇌피질 위축, 소뇌위축, 해마손상

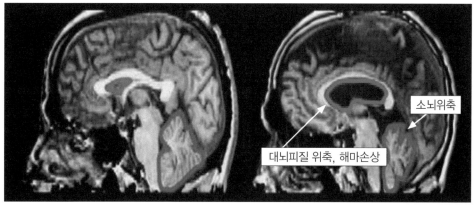

소뇌위축

대뇌피질 위축, 해마손상

정상

알코올성 치매

### 3) 치매의 기습, 늘어나는 젊은 치매 환자

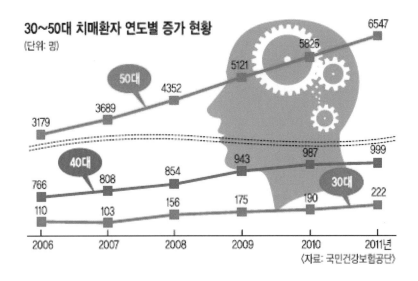

30~50대 치매환자 연도별 증가 현황
(단위: 명)

〈자료: 국민건강보험공단〉

### 4) 알코올이 뇌를 망가뜨린다.

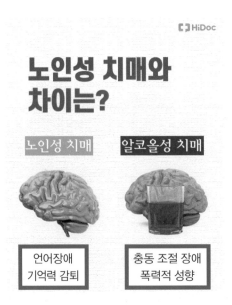

# 알코올성 치매(인지장애)의 원인과 증상

전체 치매환자의 10% 정도를 차지하며 알코올 과다 섭취로 인해 우리 뇌의 기억을 관장하는 영역들이 손상을 입으면서 발생한다. 알코올성 치매환자의 뇌를 단층촬영해보면, 기억을 담당하는 뇌구조물의 변화 외에 뇌가 전반적으로 위축되어 있는 것을 볼 수 있고, 몸의 균형과 운동을 담당하는 소뇌에도 위축이 나타나 떨림이나 보행 시 비틀거림 등의 증상이 발생할 수 있다.

알코올성 치매의 대표적인 증상은 흔히 **"필름이 끊긴다"**라고 표현되는 블랙아웃(Black-out) 현상(정전현상)이며 이런 필름 끊기는 현상은 음주 중 있었던 일을 기억하지 못하는 현상으로 뇌의 '해마'의 손상 때문이다.

필름끊김이 지속적으로 장기간으로 이어지면 술을 마시지 않은 상태에서도 기억이 왔다 갔다하는 증상이 나타나며 이러한 증상을 "베르니케 코르사코프 증후군(만성적 기억상실증)"이라고 한다.

알코올성 치매의 또 다른 대표적인 증상은 '폭력성 성격변화'이다. 뇌의 앞부분에 위치한 전두엽은 감정과 충동을 조절하는 기관인데, 알코올에 의해 손상될 수 있다. 술만 마시면 공격적으로 변하거나 폭력성을 보이는 사람들을 **'주폭'**이라고 하는데 노인성 치매와는 달리 알코올성 치매에서는 비교적 초기부터 폭력적인 성향을 보이는 것은 바로 이 전두엽이 손상되었기 때문이다.

장기간의 알코올 섭취로 인해 비타민B$_1$인 '티아민'이 부족할 경우, "베르니케 뇌병변(Wernicke's encephalopathy)"을 유발할 수 있으며 기억장애 외에 보행 실조증(비틀거림), 안구운동장애, 말초신경장애 등이 나타날 수 있다.

## 1) 술에 너그러운 문화. 범죄 키울 수도…

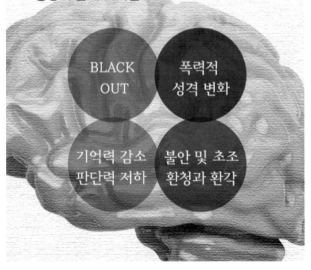

**HiDoc**

# 알코올성 치매
## 대표적 증상

### BLACK OUT

흔히 필름이 끊긴다고 표현하는 기억이
상실되는 블랙아웃 현상이 반복

### 폭력적 성격 변화

전두엽 손상으로 인한 공격적이고
폭력적인 성향 발현
이외 기억력 감소, 판단력 저하, 불안 및
초조, 환청과 환각 등 일반적인 치매
증상이 함께 나타남

BLACK OUT

폭력적 성격 변화

기억력 감소 판단력 저하

불안 및 초조 환청과 환각

## 2) 알코올, 뇌 기능에 악영향 반복되면 치매 생긴다.

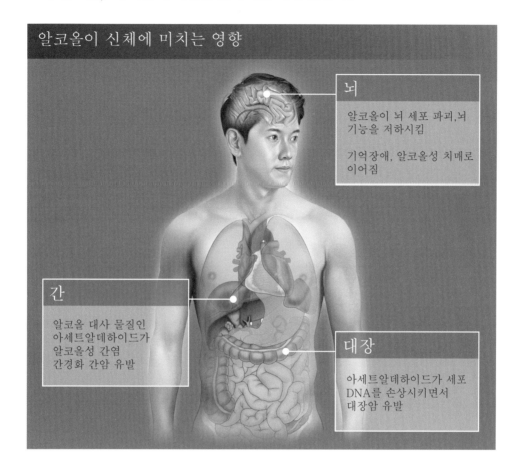

알코올이 신체에 미치는 영향

**뇌**

알코올이 뇌 세포 파괴, 뇌 기능을 저하시킴

기억장애, 알코올성 치매로 이어짐

**간**

알코올 대사 물질인 아세트알데하이드가 알코올성 간염 간경화 간암 유발

**대장**

아세트알데하이드가 세포 DNA를 손상시키면서 대장암 유발

## 알코올성 치매(인지장애)를 예방하기 위한 올바른 음주 습관

- 음주 시 물을 자주 마시고 과일, 야채 등 수분이 함유된 안주를 먹는다.
- 공복에 음주 시, 알코올이 빠르게 흡수되어 간에 부담을 줄 수 있으므로, 공복에 술은 피한다.
- 술은 한가지 종류로 마시고, 여러 술을 섞어 마시지 않는다.
- 술잔을 비울 때는 한번에 마시지 않고, 나눠 마신다.
- 술은 가능한 한 마시지 않는다.
- 수면부족이나 컨디션이 안 좋을 때에는 음주를 피한다.
- 과음 후, 3일이내에는 술을 마시지 않는다(간기능은 72시간이 지나야 정상으로 회복되기 때문이다).
- 음주 중 흡연은 피한다. 흡연 시 발생하는 일산화탄소가 간으로 공급하는 산소를 차단하여 해독력을 떨어뜨리기 때문이다.

## 3) 필름이 자주 끊긴다면

### 알코올중독 자가진단

아래 자가진단 항목 중 3개 이상의 증상이 있을 경우,
그리고 8번/9번에 해당되는 사람은 무조건 알코올 중독을 의심해봐야 하며
정신건강의학과 전문의와의 상담을 권유 드립니다.

❶ 스트레스를 술로 해결한다. ☐

❷ 혼자 술을 마신다. ☐

❸ 술 마신 다음 날 해장술을 마신다. ☐

❹ 취기가 오르면 술을 계속 마시고 싶어진다. ☐

❺ 술에 대한 욕구를 참을 수 없다. ☐

❻ 최근 6개월 2회 이상의 블랙아웃을 경험했다. ☐

❼ 술로 인해 대인관계 및 사회생활, 일하는 데에 지장이 있다. ☐

❽ 술이 깨면 진땀, 손 떨림, 불안을 느끼거나 잠을 못 잔다. ☐

❾ 술이 깰 때 공포, 몸 떨림, 환청이 들린다. ☐

❿ 술로 인한 심리적, 신체적 질병을 치료 받은 적이 있다. ☐

# 치료되는 치매(인지장애)(가성치매)

치매의 10% 정도는 '회복이 가능한 치매'로 밝혀졌으며 '어차피 병원에 가도 낫지 않을 것'이라는 속단은 금물이다. 우울증으로 은둔하는 생활을 하다가 올바른 치료가 이루어지지 않는 경우가 흔히 있다.

정상뇌압 수두증, 만성 경막하혈증, 뇌종양, 갑상선 기능저하증, 알코올 의존증, 노인성 우울증 등이 이에 속한다.

## 1) 가성치매란?

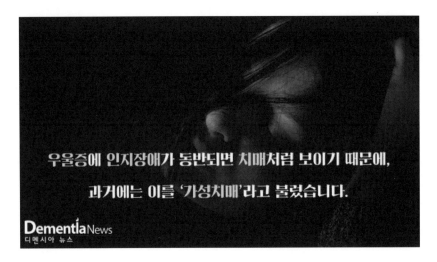

우울증에 인지장애가 동반되면 치매처럼 보이기 때문에,

과거에는 이를 '가성치매'라고 불렀습니다.

Dementia News
디멘시아 뉴스

## 2) 우울 장애(증)

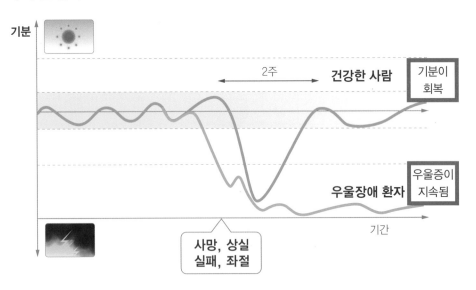

## 3) 우울증일까? 치매일까?(차이점)

| 가성치매(Pseudodementia) | 치매(Dementia) |
| --- | --- |
| **임상경과와 병력** | |
| ① 가족들이 항상 병으로 인한 장애와 심각성을 알고 있다. | ① 가족들이 병으로 인한 장애와 심각성을 대체로 모르고 있다. |
| ② 발병기기가 대체로 명확하다. | ② 발병시기가 불명확하다. |
| ③ 증상이 빠르게 진행 | ③ 증상이 느리게 진행 |
| ④ 짧은 기간 내에 병원 방문 | ④ 상당기간 경과 후 병원 방문 |
| ⑤ 과거의 정신병력이 흔히 있다. | ⑤ 과거의 정신병력이 드물다. |

## 4) 나을 수 있는 치매에 속하는 질환

| 가역성 치매 | 01 우울증(가성치매) | 02 갑상선 기능저하 | 03 간성혼수 |
| --- | --- | --- | --- |
| | 04 비타민 결핍 | 05 약물에 의함 | 06 뇌종양 | 07 정상압 수두증 |

## 5) 치매 예방 3 · 3 · 3이란?

### 3권(勸) – 즐길 것 3가지

① 운동 – 일주일에 3번 이상 걷기
② 식사 – 생선과 채소 골고루 먹기
③ 독서 – 부지런히 읽고 쓰기

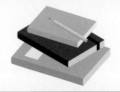

### 3금(禁) – 참을 것 3가지

① 절주 – 술은 적게 마시기
② 금연 – 담배는 피우지 말기
③ 뇌손상 예방 – 머리 다치지 않도록 조심하기

### 3행(行) – 챙길 것 3가지

① 건강검진 – 정기적으로 자주 소통하기
② 소통 – 가족·친구들과 자주 소통하기
③ 치매검진 – 매년 치매 조기검진 받기

〈자료: 국립중앙치매센터〉

# 알츠하이머치매(인지장애)도 유전되나?

　사람들은 대부분 유전자 검사를 꺼린다. 내 몸에 있는 DNA정보를 확인하기 두려운 것은 사실이다. 하지만 유전자 검사는 효율적인 예방을 위해서는 꼭 필요하다. 유전자 검사하는 방법에는 엑소좀(EXOME), 23앤드미(23andME) 등이 있다. 전두측두형 치매, 루이체형치매는 유전되는 것으로 알려져 있으며, 알츠하이머 환자의 직계가족은 다른사람에 비해, 알츠하이머병에 걸릴 가능성이 2~4배 높고, 직계가족에 2명 이상의 알츠하이머 환자가 있을 경우, 위험성은 더욱 증가한다. 치매유전자인 아포지방산(Apolipoprotein, ApoE4) 유전자는 알츠하이머 발병 위험을 증가시키며, 미국인의 12%, 한국인의 20%가 가지고 있는 것으로 알려져 있다. 통계에 따르면, 같은 질병의 유전자라도 서양인보다 동양인이 치매에 걸릴 확률이 더 높아지는 것으로 밝혀 졌다.

## 1) 치매 예방 가능할까?

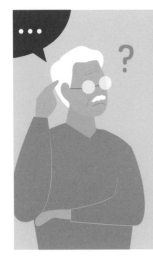

### 알츠하이머병의 주요 발병 원인은?

현재까지 어떠한 원인에 의해 알츠하이머병이 발병하는지 명확하게 밝혀진 바는 없으나,

**연구 결과상으로는 유전적인 소인과 환경 인자가 복합적으로 작용하는 것으로 알려져 있습니다.**

환경인자로는 고혈압, 당뇨, 고지혈증, 운동부족, 잘못된 식습관, 비만, 과음, 담배 수면부족, 낮은 교육수준 등을 들 수 있습니다.

## 2) 치매를 부르는 생활습관

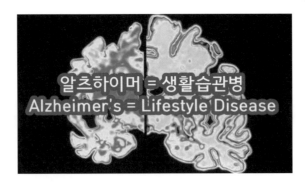

## 3) 치매의 35%, 생활습관 개선안으로 예방가능

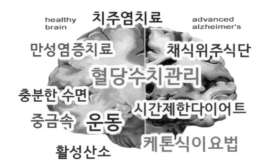

## 4) 치매 가족력

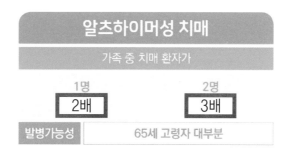

## 5) 치매유전자 아포지 단백 4형

2, 3형에 비해 4형은 알츠하이머 발병위험이 높아진다.

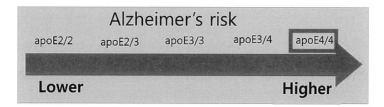

## 6) 구강세포 DNA 분석해 치매 위험도 측정

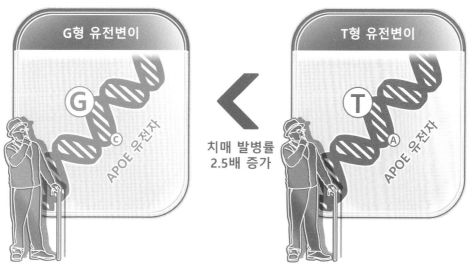

T형이 G형에 비해 치매 발병률이 높다.

# 03

치매(인지장애)를
유발하는 요인들

# 치매(인지장애)를 유발하는 요인들

## 치매(인지장애)에 걸리기 어려운 습관

① 영양을 균형 있게 섭취한다.

② 장기적으로 운동을 한다.

③ 뇌를 창조적으로 활동하도록 한다.

③ 가족끼리의 소통이 활발하다.

### 1) 매일 3km 이상만 걸어도 치매 위험 70% 낮아져

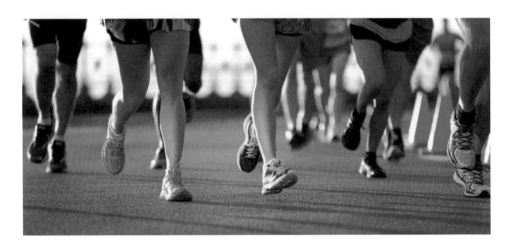

## 2) 운동으로 알츠하이머 치매가 억제되나?

### 알츠하이머 치매 억제하는 운동의 효과

알츠하이머 치매에 걸린 생쥐가 운동을 하면 기억력이 향상되어 미로 찾기를 더 잘하는 것으로 나타남

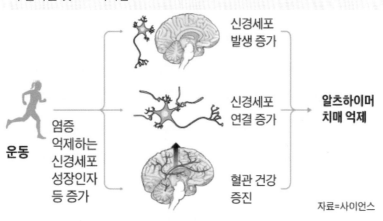

## 3) 수면부족 → 해마 고장 → 단기 기억 상실 → 치매

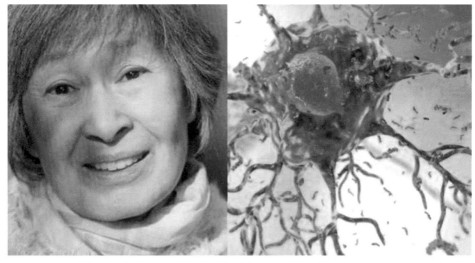

수면부족

## 4) 누구도 예외 일수 없는 치매:

치매위험인자 연구결과

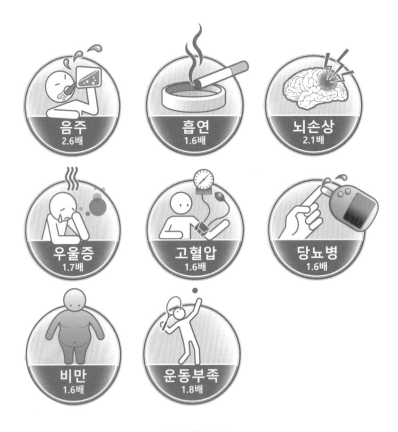

음주
2.6배

흡연
1.6배

뇌손상
2.1배

우울증
1.7배

고혈압
1.6배

당뇨병
1.6배

비만
1.6배

운동부족
1.8배

치매 위험 인자

## 5) 치매는 예방될 수 있다.

100명의 치매어르신 중

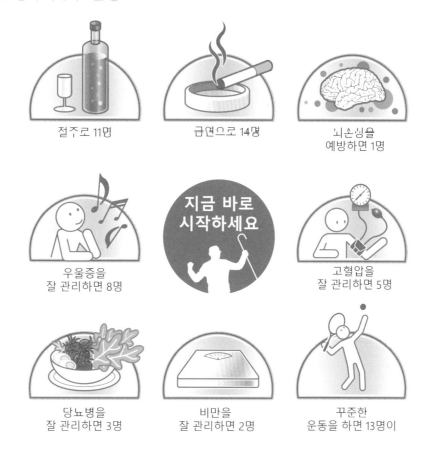

절주로 11명

금연으로 14명

뇌손상을
예방하면 1명

우울증을
잘 관리하면 8명

지금 바로
시작하세요

고혈압을
잘 관리하면 5명

당뇨병을
잘 관리하면 3명

비만을
잘 관리하면 2명

꾸준한
운동을 하면 13명이

－ 치매를 예방할 수 있습니다 －

# 누가 치매(인지장애) 환자가 되기 쉬운가?

1) 부모 중에 치매(인지장애) 환자가 있는 경우(치매유전자 Apo E4 연관)

: 아포지방단백인 Apo E4 유전자를 가지고 있다면, 알츠하이머의 확률은 50%에서 최대 90%까지 높아진다. 반면 유전자를 가지고 있지 않은 사람의 발병률은 9%에 불과하다.

2) 저학력, 고령인 경우

3) 우울증 환자, 내성적인 성격의 소유자

4) 비만, 고지혈증, 고혈압, 당뇨 등 대사성 및 심혈관계질환자

5) 하루 평균 3잔 이상 술을 마시는 경우

6) 10분 이상 기절한 경험이 있는 경우

7) 잦은 스트레스를 받는 경우

8) 사별, 이혼, 별거, 미혼 등의 이유로 배우자 없이 혼자 생활하는 경우

## 1) 치매 고위험군, 이런 사람이 치매에 잘 걸린다?

| 치매 고위험군! 이런 분들 치매 검사 꼭! | |
|---|---|
| 1 | 잠꼬대를 심하게 하고 푹 못 자는 당신 |
| 2 | 난청이 심한 당신? |
| 3 | 정상 치아가 10개 이하인 당신? |
| 4 | 고혈압, 당뇨를 10년 이상 앓고 있는 당신? |
| 5 | 냄새를 잘 못 맡는 당신? |

## 2) 치매! 조기 진단이 중요한 이유 3가지

조기에 발견하여
적절한 치료와 관리를 병행하면

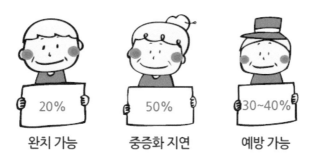

완치 가능 20%  중증화 지연 50%  예방 가능 30~40%

### 3) 치매 조기 발견, 의심이 "답"이다.

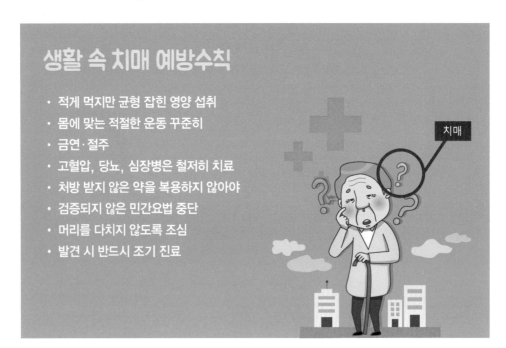

생활 속 치매 예방수칙

- 적게 먹지만 균형 잡힌 영양 섭취
- 몸에 맞는 적절한 운동 꾸준히
- 금연·절주
- 고혈압, 당뇨, 심장병은 철저히 치료
- 처방 받지 않은 약을 복용하지 않아야
- 검증되지 않은 민간요법 중단
- 머리를 다치지 않도록 조심
- 발견 시 반드시 조기 진료

치매

# 경도의 인지장애

경도의 인지장애 (Mild Cognitive Impairment, MCI)는 5년 후에는 50%가 치매로 전환된다.

## 경도인지장애(MCI)의 정의

① 본인 또는 가족으로부터 기억장애가 있다고 밝혀졌다.
② 일상생활은 정상
③ 전반적인 인지기능은 정상
④ 연령과 교육수준으로 설명될 수 없는 기억장애가 존재한다.
⑤ 인지장애는 아니다. (MMSE-K 점수로는 치매가 아니다.)

조기에 발견하고 예방하여 연령에 맞는 건강을 회복시키거나 현재의 상태를 유지하는 것이 중요하다. 치매 위험의 증가요인으로는 ① 고령 ② 당뇨, 고혈압 등의 생활습관병 ③ 가족력 ④ 스트레스 · 고독, 은둔형 독거 등이 있다.

## 1) 치매는 조기발견이 중요, 바로 전단계인 '경도인지장애'에 주목

| 경도 인지 장애<br>(mild cognitive impairment, MCI) | 치매<br>(dementia) |
|---|---|
| 기억력 및 인지 기능의 일부 영역에서 연령, 교육 수준에 비해 저하된 상태이나 일상생활에 지장을 초래하지는 않은 치매 전의 임상 단계 | 기억력을 포함해 언어능력, 시공간 구성 능력, 실행 기능 등의 인지 기능 감퇴로 대인 관계, 직업 활동, 경제 활동 등 일상생활 가능의 독립적인 일상생활을 유지하기에 현저한 지장이 초래되어 타인의 도움이 필요한 상태로, 복합적인 임상 증후군 |

## 2) 치매 5년 전부터 '경도인지장애'는 시작된다.

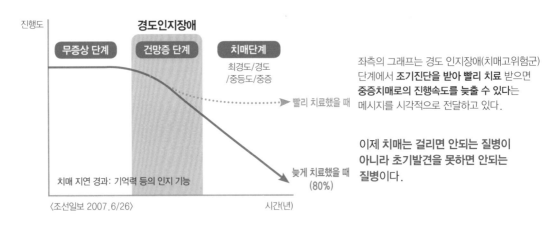

좌측의 그래프는 경도 인지장애(치매고위험군) 단계에서 **조기진단을 받아 빨리 치료** 받으면 **중증치매로의 진행속도를 늦출 수 있다**는 메시지를 시각적으로 전달하고 있다.

이제 **치매**는 걸리면 안되는 질병이 아니라 초기발견을 못하면 안되는 질병이다.

〈조선일보 2007.6/26〉

## 3) 치매초기증상 8가지 '경도인지장애' 테스트

| 경도인지장애 테스트 항목 | 아니다<br>(0점) | 가끔<br>(1점) | 자주<br>(2점) |
|---|---|---|---|
| 1. 오늘이 며칠이고, 무슨 요일인지를 잘 모른다. | | | |
| 2. 자기가 놔둔 물건을 찾지 못한다. | | | |
| 3. 같은 질문을 반복해서 한다. | | | |
| 4. 약속을 하고 잊어버린다. | | | |
| 5. 물건을 가지러 갔다가 잊어버리고 그냥 온다. | | | |
| 6. 물건이나, 사람의 이름을 대기가 힘들어 머뭇거린다. | | | |
| 7. 대화 중 내용이 이해되지 않아 반복해서 물어본다. | | | |

# 초기 치매(인지장애)환자의 심리상태

① 불안하고 고독하다.

② 비참하고 굴욕적이다.

③ 가족들에게 미안하고, 내 역할을 하고싶다.

본인의 상태를 본인 스스로 파악하지 못하기에 곤혹스러운 말을 듣게 되고 관계가 악화된다.

'왜 그런 행동을 하십니까?', '몇 번 말해야 알아듣겠습니까?'라는 표현보다는 서로 교감하고 칭찬하는 것이 중요하다.

### 치매(인지장애)환자는 어린이로 돌아간다?

건망증이나 기억력에 대해서는 어린이로 돌아 갔을 지는 모르지만, 감정면에서는 당당한 어른 그대로이다. 즐거운 일은 즐겁다고 느끼며, 슬픈 일은 슬프다고 느낀다. **"한 사람의 인간으로서의 존엄성"**을 지켜주어야 한다.

## 1) 노인우울증. #부모님께 안부전화는 꼭!

가면성 우울 : 본인의 우울한 심리 상태를 표현하는 대신, 다른 신체 증상호소.

두통, 어지러움, 불안, 불면증, 소화불량, 잦은 배뇨 등

### 노인 우울증의 특징

- 증상을 부정하는 경향 – 가면 우울증(masked depression)
- 치매증상과도 유사 – 가성 치매(pseudo dementia)
- 뇌혈관 장애로 초래되는 혈관성 우울증
  - MRI defined Silent brain infarction
  - Post infarct depression
- 치료 후 재발률 높음: 신체적 질병 동반된 삶의 만족도가 낮은 초고령 노인에게 자주 재발

## 2) 치매 걸려도 '감정 뇌'는 그대로, 마음 상처주면 '나쁜치매' 된다.

### 착한 치매 만드는 법

1. 치매 환자를 어린 아이처럼 생각하기
2. 돌발 행동은 지적하지 말고 넘어가기
3. 사소한 일이라도 진심으로 칭찬하기
4. 손잡기, 포옹 등 애정 표현 많이 하기
5. 동아리, 환우회 등 사회활동 장려하기

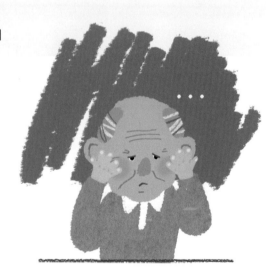

### 3) 요양 병상수 세계최다, 요양 병원 평가 관리는 "글쎄올시다?"

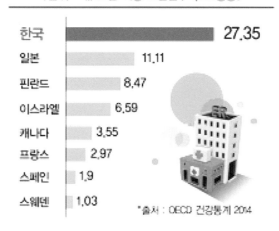

▶ OECD 국가 병원 내 장기요양 병상
(단위 : 개/65살 이상 노인인구 1,000명당)

| | |
|---|---|
| 한국 | 27.35 |
| 일본 | 11.11 |
| 핀란드 | 8.47 |
| 이스라엘 | 6.59 |
| 캐나다 | 3.55 |
| 프랑스 | 2.97 |
| 스페인 | 1.9 |
| 스웨덴 | 1.03 |

*출처 : OECD 건강통계 2014

### 4) 요양시설 이용 증가 추세, 건보 재정 악화 "우려"

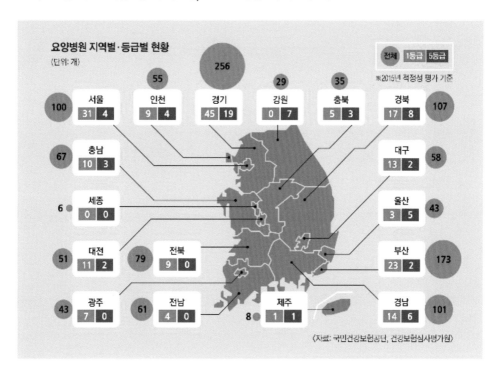

요양병원 지역별·등급별 현황
(단위: 개)

전체 1등급 5등급
※2015년 적정성 평가 기준

| 지역 | 전체 | 1등급 | 5등급 |
|---|---|---|---|
| 서울 | 100 | 31 | 4 |
| 인천 | 55 | 9 | 4 |
| 경기 | 256 | 45 | 19 |
| 강원 | 29 | 0 | 7 |
| 충북 | 35 | 5 | 3 |
| 경북 | 107 | 17 | 8 |
| 충남 | 67 | 10 | 3 |
| 대구 | 58 | 13 | 2 |
| 세종 | 6 | 0 | 0 |
| 울산 | 43 | 3 | 5 |
| 대전 | 51 | 11 | 2 |
| 전북 | 79 | 9 | 0 |
| 부산 | 173 | 23 | 2 |
| 광주 | 43 | 7 | 0 |
| 전남 | 61 | 4 | 0 |
| 제주 | 8 | 1 | 1 |
| 경남 | 101 | 14 | 6 |

(자료: 국민건강보험공단, 건강보험심사평가원)

## 5) 믿고 찾을 수 있는 "좋은 요양 병원" 어디에 있을까?

### 좋은 요양병원의 요건

- 건강보험심사평가원 적정성 평가 1등급 확인
- '의료기관 인증' 평가를 획득한 병원
- 신경과·재활의학과 등 노인성 질환 전문의 포진
- 간호인력 1인당 환자 6명 미만을 돌보는 병원
- 인공호흡기, 구급차 등이 있는 곳
- 노인이 먹기 편하고 영양을 고려한 식사 제공
- 불쾌한 냄새가 적고, 욕창·낙상 관리 확인
- 집에서 가까워 자주 찾을 수 있는 병원

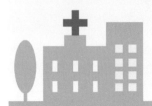 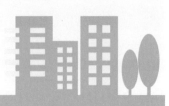

### 좋은 요양병원을 선택하는 방법

1. 의료기관 인증등급을 받은 요양병원을 선택한다.
2. 좋은 시설을 갖춘 병원을 선택한다.
3. 조용한 병원보다는 활기찬 병원을 선택한다.
4. 웃음이 많고 인사를 잘하는 병원을 선택한다.
5. 적절한 진료비를 받는 병원을 선택한다.

# 고령자의 우울증 자살의 특징

국립 정신보건연구소의 조사에 의하면 고령자는 고혈압, 당뇨병, 심장질환, 관절통, 뇌졸중 후유증 등의 만성질환을 앓고 있는 경우가 많으며, 이런 질병에 대한 스트레스로 인해 우울증이 발단하게 되며, 자살로 이어질 수 있다. '본래의 건강한 몸으로 회복되지 않으면 죽는 게 낫다', '너무 오래 살았다', '편안해 지고 싶다', '가족들에게 폐를 끼치고 싶지 않다'라는 자각으로 고령자의 3명 중 1명이 '죽고 싶다'고 생각한 적이 있다고 한다.

또한 노인 자살자의 대부분은 가족과 함께 동거하고 있으며, 독신생활자는 전체의 5% 미만이다. 그리고 자살자의 대부분은 내과와 정형외과 등에서 진찰을 받고 있었지만 정신건강의학과 진료를 받지 않았다. 따라서 우울증이 의심되는 즉시 정신건강의학과 진료를 받을 필요가 있다고 본다.

## 1) 노인 자살, 외로운 선택을 되돌리려면

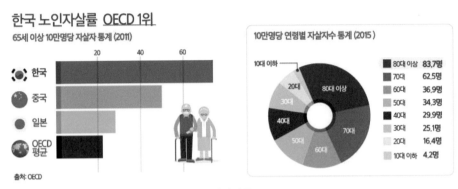

노인자살율

## 2) 자살을 선택하게된 주된 이유

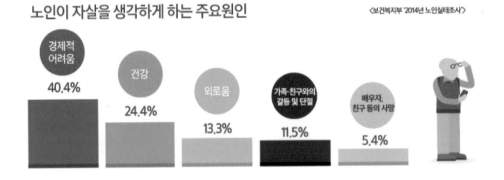

## 3) 한국인의 사망원인 순위 변화

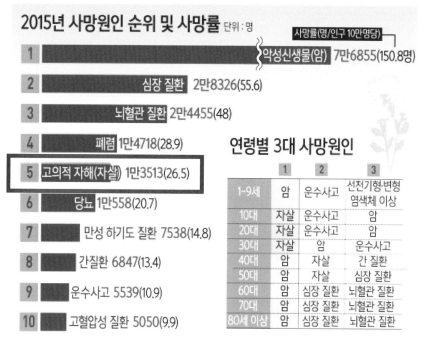

### 2015년 사망원인 순위 및 사망률 단위: 명

사망률(명/인구 10만명당)

| 순위 | 사망원인 | 사망자수 | 사망률 |
|---|---|---|---|
| 1 | 악성신생물(암) | 7만6855 | (150.8명) |
| 2 | 심장 질환 | 2만8326 | (55.6) |
| 3 | 뇌혈관 질환 | 2만4455 | (48) |
| 4 | 폐렴 | 1만4718 | (28.9) |
| 5 | 고의적 자해(자살) | 1만3513 | (26.5) |
| 6 | 당뇨 | 1만558 | (20.7) |
| 7 | 만성 하기도 질환 | 7538 | (14.8) |
| 8 | 간질환 | 6847 | (13.4) |
| 9 | 운수사고 | 5539 | (10.9) |
| 10 | 고혈압성 질환 | 5050 | (9.9) |

### 연령별 3대 사망원인

|  | 1 | 2 | 3 |
|---|---|---|---|
| 1-9세 | 암 | 운수사고 | 선천기형·변형 염색체 이상 |
| 10대 | 자살 | 운수사고 | 암 |
| 20대 | 자살 | 운수사고 | 암 |
| 30대 | 자살 | 암 | 운수사고 |
| 40대 | 암 | 자살 | 간 질환 |
| 50대 | 암 | 자살 | 심장 질환 |
| 60대 | 암 | 심장 질환 | 뇌혈관 질환 |
| 70대 | 암 | 심장 질환 | 뇌혈관 질환 |
| 80세 이상 | 암 | 심장 질환 | 뇌혈관 질환 |

자료 : 통계청
16.09.27 / 뉴시스 그래픽 : 안지혜 기자 hokma@newsis.com

사망 원인

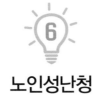

# 노인성난청

난청이 치매와 연관이 있다는 사실은 많은 연구를 통해 증명되어 왔다.
난청이 치매를 유발하는 기전은 크게 4가지를 들 수 있다.

첫째, 고혈압이 난청과 인지력 장애를 유발하며, 난청의 정도와 인지력 장애가 연관
　　성이 있다.
둘째, 난청이 뇌의 다양한 기능에 영향을 주어 치매가 나타날 가능성이 있다.
셋째, 난청으로 인한 뇌구조변화가 인지장애의 원인이 될 수 있다. 즉, 난청으로 인한
　　소리자극의 감소는 언어청각을 담당하는 뇌피질부의 면적을 감소시킨다.
넷째, 난청으로 인한 사회적 고립을 들 수 있으며, 사회적 고립의 정도만큼 뇌의 기
　　능, 기억이나 연상, 그 밖의 기능들의 활용 정도가 줄어들게 되어, 결과적으로
　　퇴행성 변화를 가속시켜 치매 위험성이 높아진다.

미국 존스홉킨스 대학 노화연구소의 검사결과에 따르면, 고도 난청을 가진 경우 청력
이 정상인 경우에 비해 치매 발생률이 4.9배나 높다고 한다.

## 1) 매년 급증하는 난청 인구, 50대 이상 난청 비율 68%

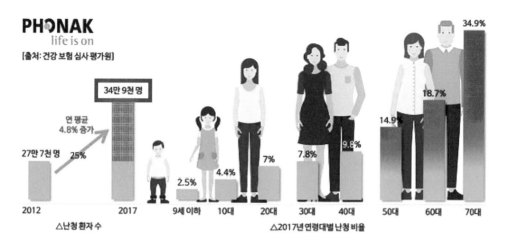

## 2) "난청이 치매 높인다."

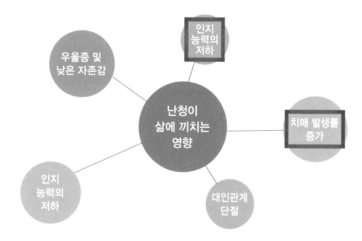

## 3) 동문서답하는 아버지, 노인성 난청을 의심 해보아야.

### 노인성 난청 체크 리스트

- 자주 이명이 들리고 소리 방향을 잘 느끼지 못한다.
- 예전보다 고음이 잘 안 들린다.
- 평소 잘 들리던 소리가 안 들린다.
- 주변에 소음이 있을 때 잘 안 들린다.
- 둘 이상 사람과 대화하는데 어려움이 있다.
- 상대방 대화를 이해 못 하거나 엉뚱한 반응을 한 적이 있다.
- 상대방에게 대화 내용을 다시 말해 달라고 부탁한다.
- 상대방이 중얼거리거나 정확하게 말하지 않은 것처럼 보인 적이 있다.
- 어린이나 여성의 말을 이해하는데 어려움이 있다.

〈도움말: 고려대 안산병원〉

# 활성산소가 치매(인지장애)를 초래한다

　나이가 들면 쉽게 피로를 느끼게 된다고 하며 대표적인 유발 원인인 활성산소는 호흡을 통해 몸 속으로 들어온 산소가 신체 각 부위로 운반되는 과정에서 변질되어 만들어지게 된다. 음주, 흡연, 생선이나 육류를 태울 경우, 공기나 열에 닿아 변질된 기름, 자동차 매연, 방사선 등이 대표적으로 활성산소를 만들어 내는 원인들이다.

　활성산소는 우리 몸의 노화를 가속화하고, 질환을 유발한다. 활성산소는 세포막을 손상시켜 세포내부에서 에너지를 생성하는 미토콘드리아가 제 기능을 하지 못하게 한다. 특히 뇌는 우리 몸에서 산소를 가장 많이 사용하는 부위이며, 대부분 지방산으로 되어 있어 활성산소가 많이 생기면 뇌세포가 쉽게 파괴되고, 치매에 걸릴 위험성이 높아진다.

## 1) 활성 산소가 야기시키는 대표적인 질환들 : 질병의 90%는 활성 산소의 영향

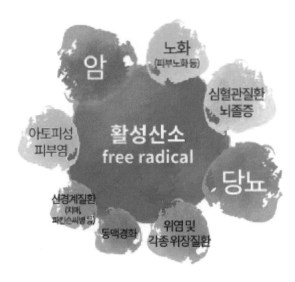

## 2) 활성 산소는 신경세포를 죽이는 신호체계를 가동, 뇌조직 손상을 유발

뇌 건강과 관련된 질환,
**어떤 것들이 있을까요?**

**치매**  뇌세포 사멸 등 뇌 손상으로 인해 기억력 및 인지기능이
저하되어 일상생활에 장애가 초래된 상태

치매를 유발하는 원인이 되는 질환들은 약 70여 가지에 이르지만
가장 흔하고 많이 알려진 질환은 '알츠하이머병'과 '혈관성 치매' 입니다.

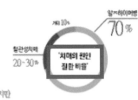

"치매의 원인
질환 비율"

알츠하이머병 70%
기타 10%
혈관성치매 20~30%

#### 01
**베타 아밀로이드**

일반적으로 녹을 수 있는 형태로 존재하는 단백질이나
일련의 원인으로 끈적한 플라크를 만들게 되면
뇌세포를 손상시키는 것으로 알려져 있습니다.
또한 염증 반응을 일으켜 신경세포와 신경세포 연결을
손상시켜 인지력 및 기억력에 영향을 미치게 됩니다.
이러한 변화는 기억력 등 인지기능의 변화가 나타나기
10~20년 전부터 발생하는 것으로 알려져 있어 이를
대비하고 치료하는 것이 알츠하이머병 조기 치료에
중요할 것으로 생각됩니다.

#### 02
**뇌혈류 장애**

뇌에 혈액을 공급하는 뇌혈관들이 약해 좁아지면
혈액이 원활하게 공급되지 않아 뇌세포가 점점 손상을
입게 됩니다.(허혈성 손상) 심한 경우 뇌경색이나
뇌졸중이 유발될 수 있으니, 서서히 진행하는 허혈성
변화만으로도 알츠하이머병을 비롯한 퇴행성치매의
진행을 가속화 할 수 있는 것으로 알려져 있습니다.

**치매에 걸리는
이유는 무엇일까요?**

#### 03
**활성산소**

산화력이 강한 활성산소는 신경세포를
죽이는 신호체계를 가동하고, 뇌세포 막과
미토콘드리아 막에 산화적 손상을 일으켜
뇌 조직 손상을 유발합니다.

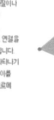
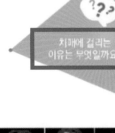

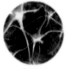
정상 뇌세포

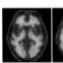
베타아밀로이드가
축적된 뇌세포

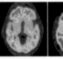
정상인의 뇌

경도인지장애
베타아밀로이드
축적진행

알츠하이머병
베타아밀로이드
가장 축적

참고문헌 www.alz.org

## 3) 항산화제, 내 몸을 살린다.

- **녹차**: 노화 주범인 활성산소 · 질소 제거(5 mg/day 전후)
- **비타민** C: 활성산소 · 질소 제거, 미토콘드리아 보호, 암 예방(500 mg/day)
- **비타민** E: 활성산소 제거, 미토콘드리아 보호(200 mg/day 혹은 200IU))
- **비타민** B: 대사 활성화, TCA 회로 가동
- **아연**: 항스트레스, 항산화효소 보조인자(25 mg/day)
- **셀레늄**: 활성산수제거효소 환성하(75 ug/day)
- **망간**: 항산화효소 보조인자(5 mg/day)
- **구리**: 항산화효소 보조인자(3 mg/day)

# 04

치매(인지장애)의
주요 증상

*어리석은 자에게 있어서의 노년은 겨울이나*
*지혜로운 자에게 있어서의 노년은 황금기다.* _ 탈무드

# 치매(인지장애)의
# 주요 증상

## 흔한 치매(인지장애)의 증상들

– 건망증이 심해진다.

– 흥분, 초조, 슬픔, 분노, 그리고 불안을 보인다. (감정의 변화가 심하다.)

– 새로운 정보를 배우거나 지시사항을 따르지 못한다.

– 같은 이야기를 계속해서 반복하거나 같은 질문을 여러 번 되풀이한다.

– 적절한 단어를 찾지 못하고, 말이나 글을 끝내지 못한다.

– 이치에 맞지 않는 말을 한다. (횡설수설)

– 물건을 잃어버리거나 감추고 또는 다른 사람이 훔쳐갔다고 주장한다.

– 음식 만들기, 식사하기, 운전하기 또는 목욕하기 등 일상적인 일들을 하지 못한다.

– 시간 개념이 흐려진다.

– 다른 사람을 알아보지 못한다.

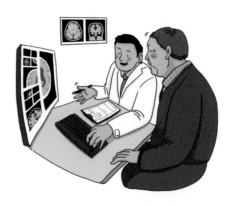

# 치매(인지장애) 증상은 어떤 것이 있나요?

### (1) 기억력 장애

흔한 증상은 물건의 이름이 금방 떠오르지 않아 머뭇거리게 되고 자주 사용하던 단어가 잘 떠오르지 않아 주저하는 경우가 자주 발생한다. 초기에는 전기불이나 가스불을 끄는 것을 잊어버리게 되던가 문을 잠그는 것을 잊는 데에서 시작해 점차 식사를 한 다음, 바로 다시 식사를 요구한다든가 방금 이야기 한 것을 잊어버리는 등의 현상이 생긴다.

치매의 뚜렷한 특징은 최초의 있었던 일을 기억하지 못한다는 점이다. 나이는 잘 기억하지 못하는 경우가 많은 반면, '출생지'는 잘 기억한다. 이는 나이는 매번 변하지만 출생지는 달라지지 않기 때문이며 장기 기억은 어느 정도 보존 되기 때문이다.

### (2) 식별적 장애 : 시간, 장소, 사람을 구별하는 능력

치매진단을 통해 시간이나 장소를 대답하지 못하면 치매가 확실하다. 식별력이 저하되면서 낮과 밤의 구별이 없어지고, 자신의 집이나 병실이 어디 있는지 알 수가 없어 멀리까지 떠돌아 다니게 된다. 또한 가족의 이름까지도 모르게 된다.

### (3) 시공간 파악 능력 저하

길을 잃고 헤매는 증상이며, 심한 경우 집 안에서도 화장실이나 안방 등을 혼돈하게 되는 경우도 있다.

### (4) 계산 능력의 저하

거스름 돈에 자주 실수가 생기고, 전에 잘하던 돈 관리를 못하게 된다.

### (5) 정서장애(성격 변화와 감정의 변화)

치매 초기에는 감정이 불안해지고 흥분하기 쉽고 우울증세가 많이 나타나며 피해망상이나 질투 망상이 나타나기도 한다. 정신병으로 치료를 시작하다가 나중에 치매로 진단되기도 한다. 사소한 일에 자극 받아 흥분하고 화를 내는 경우가 많으며 병 증세가 진행됨에 따라, 도덕적인 억제가 없어지고 반사회적 행동이나 성적인 이상 행동을 보이기도 한다.

### (6) 사고력 장애

주위 상황을 정확히 파악하지 못하기 때문에 질문에 대하여 엉뚱한 대답을 하기도 한다. 주의력이 산만해지고, 자신이 병이 있다는 자각심 마저 없어지게 된다.

### (7) 정신이상 증상

야간섬망, 우울증, 인물오인, 환각, 환청, 환시, 망상 등
(망상이란 병적인 상태에서 일어난, 지식수준에 안 맞는 잘못된 판단을 의미이다.)

### (8) 행동이상

밤 중에 부엌에 내려와서 여러 반찬을 하나로 섞어 버린다든가, 먼 곳에서 방황하거나 또한 필요없는 물건을 잔뜩 사온다든가, 매일 똑같은 요리를 만들게 되는 경우이다. 병 증상이 진행되면 활동성이 저하되고, 하루 종일 혼잣말을 중얼거리거나, 아무 말도 하지 않는 경우도 있다.

# 치매(인지장애) 발견 체크 항목들

- 말을 제대로 전하지 못한다.

- 자세가 앞으로 기울어진다.

- 요리하다가 냄비를 태우는 일이 자주 있다.

- 요리순서가 틀렸거나 양념 솜씨가 없어졌다.

- 쓰레기 분류를 할 수 없게 되었다.

- 항상 물건을 찾고 있다.

- 통장이나 인감, 지갑을 여기저기 넣어두고 어디 두었는지 알지 못한다.

- 돈 계산이 서툴어진다.

- 화장을 하지 않게 되거나, 단정하지 못한 차림으로 밖에 나간다.

- 지금까지 흥미 있어 하던 일에 관심이 없어지게 되었다.

- 셔츠 단추를 잘 채우지 못한다.

- 늘 다니던 길을 모르게 되든가, 중간까지 밖에 가지 못하는 경우가 있다.

- 잘 아는 사람의 얼굴과 이름을 잊어 버린다.

- 같은 말을 몇 번씩 이야기하거나 몇 번씩 되물어본다.

- 이야기의 조리내용이 맞지 않거나 종 잡을 수 없는 대화를 하는 경우가 있다.

- 대화 도중 하고 싶은 말을 잊어버리던가, 단어가 나오지 않는 경우가 자주 있다.

- 최근의 일을 잘 잊어버린다.

- 마음에 들지 않으면, 폭력을 휘두르거나, 폭언을 내뱉는 경우가 있다.

- 더 고집이 세졌다.

- 한밤 중에 난폭하게 설치거나, 허둥지둥 움직이는 경우가 있다.

- 종일 커튼을 걷지 않고 전기도 켜지 않는 경우가 있다.

- 자는 시간이 길어지고, 외출도 하지 않게 되었다.

- 오늘이 며칠인지 모르거나 약속날짜와 시간을 잘 틀린다.

- 빈뇨나 오줌 흘리기, 또는 요실금이 잦아졌다.

- 환각이 있거나, 아무도 없는데 대화하는 경우가 있다.


**\* 이상의 문제점들에서 4개 이상인 사람은 치매(인지장애)가 의심된다.**

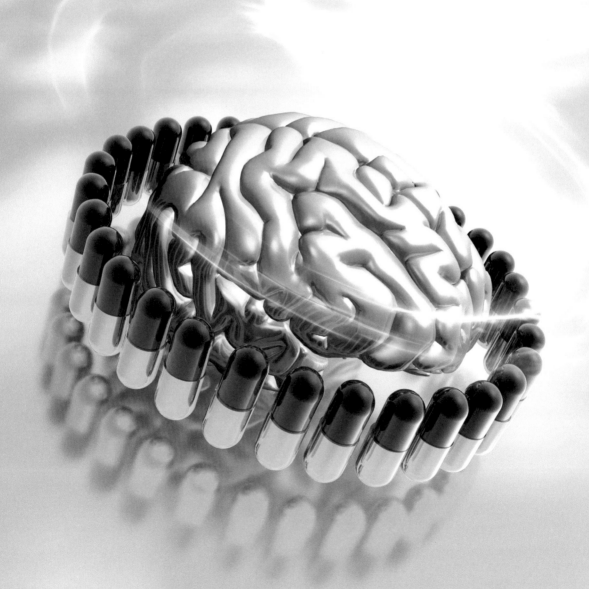

# 05

치매(인지장애)의
진행별 증상

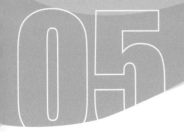

*중요한 것은 지금 당신이 얼마나 늙었는가가 아니라*
*어떻게 늙어 있는가이다.* _M. 드레들러

# 치매(인지장애)의 진행별 증상

## 초기증상 : '나이 탓 일거야'

초기일 때 나타나는 증상은 심한 건망증이다. 가스불을 끄는 것을 잊어버리게 되거나 집 열쇠나 자동차 열쇠를 잊어버리고 과거의 일을 또렷하게 기억함에도 불구하고, 방금 나눈 대화나 TV내용을 기억하지 못한다.

---

**\* 대표적인 증상의 예**

− 대화 중 정확한 낱말이 떠오르지 않아 그것, 저것으로 표현 (단어찾기곤란)

− 오래전 일은 대체로 기억하나 몇시간 혹은 며칠전 일은 기억하지 못한다. (최근기억이상)

− 조금 전에 했던 말이나 질문을 되풀이한다. (최근기억이상)

− 관심과 의욕이 없고 매사에 귀찮아 하고 짜증이 늘었다. (성격변화/우울증)

− 날짜나 시간을 잘 모른다. (시간/지남력장애)

− 돈계산이 자주 틀린다. (집중력/계산능력저하)

− "누가 돈을 훔쳐갔다. 부인이 바람을 핀다." 는 등의 의심을 보인다. (의심증)

---

# 중기증상 : 어디선가 본 얼굴인데, 누구지?

치매증상이 본격적으로 나타나며 대표적으로 방향감각상실과 실어증 증세가 나타난다. 집을 못 찾고 헤매고, 전화기나 세탁기 같은 전자제품 조작에 어려움을 겪게 되면서 시각, 날짜, 주변사람을 혼돈하기 시작하며 감정의 기복이 심해지고 분노를 참지 못하고 도움 없이는 혼자 지낼 수 없는 상태가 된다.

* 대표적인 증상의 예

– 남의 말을 이해하지 못하고 엉뚱한 대답을 하거나 말 수가 줄어든다. (언어이상)

– 알고 있었던 주소, 전화번호, 가족이름, 출신학교 이름을 잊어버린다. (과거기억이상)

– 계절도 모르고, 낯익은 곳에서 길을 잃어버린다. (시간/지남력 이상)

– 옷을 입거나 외모를 가꾸는데 실수가 잦아지고, 손에 익은 기구를 잘 못 다룬다. (실행증)

– 현저한 판단력 저하로 혼자서 문제 해결이 안 된다. (판단 및 실행기능저하)

– 의심이 심해지거나 안절부절, 배회행동, 난폭행동, 반복행동 등이 나타나고, 환각을 경험한다. **(정신행동증상)**

# 말기증상 : 말도 잊고 가족도 알아보지 못한다.

치매 발병 후 통상 8~12년이 흐르면 말기단계에 이른다. 인지능력이 현저히 저하되고 독립적인 생활이 완전히 불가능한 수준이 된다. 혼자서 밥을 먹기가 어렵고 가족조차 알아보지 못한다. 하루 종일 누워 있어야 하거나 대·소변을 가리지 못하는 실금증상이 오게 된다. 신체적 합병증으로 폐렴, 욕창, 낙상, 골절 등이 나타나고 환자의 다수에서 정신병적증상이 동반되어 환각, 망상, 섬망 등을 경험하게 된다.

* 대표적인 증상의 예
 – 자신이 누구인지 어디에서 태어났는지도 기억하지 못한다. (대부분의 기억소실)
 – 배우자나 자식을 알아보지 못한다. (사람 지남력 상실)
 – 혼자 웅얼거리거나 전혀 말을 하지 않는다. (언어 능력 상실)
 – 의미 있는 판단을 내릴 수 없고, 간단한 지시에도 따르지 못한다. (판단 및 수행기능 상실)
 – 각종 정신행동 증상(BPSD: Behavioral Psychological Symptoms of Dementia)들
   이 나타난다. (정신행동증상)
 – 근육이 굳어지고 보행장애가 나타나고 거동이 힘들어진다. (신경학적 이상)
 – 대소변실금, 욕창, 폐렴, 요도감염, 낙상 등이 반복되면서 모든 기능을 잃고 누워서만 지내
   게 된다. (**와상생활**, 각종 신체적 이상)

# 말기가 되면 어떤 신체적인 변화가 생길까?

모든 치매의 말기에는 공통적인 현상으로는 첫째, 삼킴(연하)곤란과 관련된 문제들이다. 씹고 삼키는 운동자체를 잊어버려서 식사할 때 입에 음식을 머금고만 있는 경우이고, 이런 경우 많이 씹지 않아도 되는 부드러운 음식으로 식단을 바꿀 필요가 있다. 다른 경우로서 음식을 삼킬 때 '사래'가 자주 들리는 것인데 이는 식도와 입 사이에서 음식을 넘기는 기능 자체에 문제가 생긴 것으로 삼킴 곤란이 반복되면, 음식이 기도 쪽으로 넘어가 폐렴이 자주 발생할 수 있기에 비위관(L-tube)을 삽입하거나 피부경유 위 조루술을 해서 영양섭취를 해야 할 수도 있다.

치매환자들에게 영양실조와 탈수는 정신상태 악화의 주요한 요인이기에 이러한 조치가 필요해 진다.

둘째는 운동기능저하로 인한 보행장애이다. 뇌의 퇴행성 변화가 악화될수록 치매증상이 심해지고 근육조절이 잘 안 되고, 균형을 잡고 걷기가 힘들어져 휠체어를 타게 되고 침상생활(와상)을 하게 된다. 따라서 근육량이 소실되고 운동기능은 더욱 저하되게 되고 팔과 다리의 관절들이 굳어서 뻣뻣해지는 구축이 오게 된다. 아울러 낙상으로 인한 골절과 욕창이 생기지 않도록 유념해야 한다.

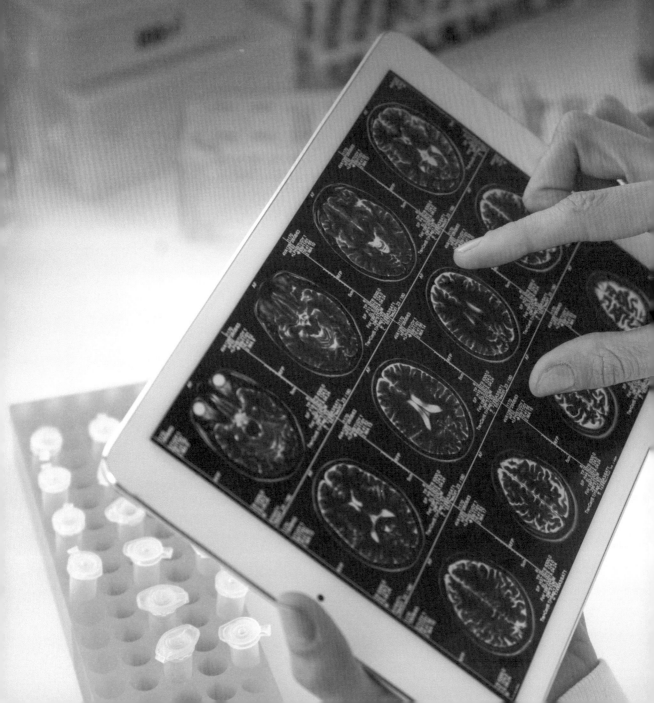

# 06

## 치매(인지장애)의
## 검사와 진단

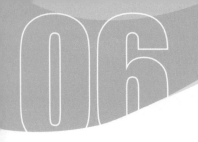

*청년은 희망에 살고 노인은 기억에 산다.* _스웨덴 속담

# 치매(인지장애)의
# 검사와 진단

## 알츠하이머 검사와 진단

치매 진단검사의 목적은 치매가 알츠하이머가 아닌 다른 원인으로 생긴 것이 아닌가를 감별하는 것이다. 즉, 검사는 '치료 가능한 치매 (가성치매)'인지를 확인하는 것이며, 혈액검사, 생화학검사, 갑상선기능검사, 비타민$B_{12}$ 농도검사, MRI 뇌파검사 외 필요에 따라 ESR검사, 단순 방사선촬영, 소변검사, 독성학적검사, 중금속검사, HIV (후천성 면역결핍증 바이러스)검사, 매독항체검사, 뇌척수액검사, PET, SPECT가 포함될 수 있다.

역설적으로 알츠하이머는 뇌 MRI에 뚜렷한 이상이 없다. 즉, 뇌경색, 뇌출혈, 뇌손상, 뇌종양 등과 같은 뇌질환이 없으면 일차적으로 알츠하이머 치매로 진단하게 되는 것이다. 또한 알츠하이머의 의식수준은 말기까지 정상적으로 유지되므로, 의식이 명료하지 않으면 알츠하이머로 진단할 수 없다. 즉, 진단의학적 검사의 목적은 '치료가 가능한 치매' (가성치매)인지를 확인하는데 초점이 있다.

정신상태 확인을 위한 검사는 주의력, 지남력(Orientation, 방향/위치감각), 기억력, 언어기능 실행력, 시공간 지각, 계산능력 및 판단력의 검사를 시행한다.

또한 한국판 간이 정신상태검사(Mini Mental State Examination, MMSE-K)는 비교적 간단한 검사로 정신상태를 평가할 수 있는 신경학적 검사이며, 그 외로 전반적 치매 척도(Global Deterioration Scale, GDS), 임상 치매척도(Clinical Dementia Rating, CDR) 검사 등으로 감별한다.

작성일 **MMSE-K** 환자성명

| | | 항목 | | 점수 | | | | 항목 | | 점수 |
|---|---|---|---|---|---|---|---|---|---|---|
| 지남력 | 시간 [5점] | 년 | | 01 | 기억회상 [3점] | | | 비행기 | | 01 |
| | | 월 | | 01 | | | | 연필 | | 01 |
| | | 일 | | 01 | | | | 소나무 | | 01 |
| | | 요일 | | 01 | 언어 및 시공간 구성 [9점] | 이름대기 | | | 시계 | 01 |
| | | 계절 | | 01 | | | | | 볼펜 | 01 |
| | 장소 [5점] | 나라 | | 01 | | 명령시행 | | | 종이를 뒤집고 | 01 |
| | | 시, 도 | | 01 | | | | | 반으로 접은 다음 | 01 |
| | | 무엇하는 곳 | | 01 | | | | | 저에게 주세요 | 01 |
| | | 현재장소명 | | 01 | | 따라말하기 | | | "백문이 불여일견" | 01 |
| | | 몇층 | | 01 | | 오각형 | | | ⬠ | 01 |
| 기억등록 [3점] | | 비행기 | | 01 | | 읽기 | | | "눈을 감으세요" | 01 |
| | | 연필 | | 01 | | 쓰기 | | | | 01 |
| | | 소나무 | | 01 | | | | | | |
| 주의집중 및 계산 [5점] | | 100-7(93) | | 01 | 총 점 | | | / 30 | | |
| | | -7(86) | | 01 | | | | | | |
| | | -7(79) | | 01 | | | | | | |
| | | -7(72) | | 01 | | | | | | |
| | | -7(65) | | 01 | | | | | | |

Korean version of Mini-Mental Sate Exam

: MMSE-K는 일반적으로 총점 23점을 인지기능장애의 평가기준점으로 정하고, 24-30점은 인지적 손상없음, 13-23점은 경도의 인지기능장애, 12점 이하는 분명한 인지기능 장애로 분류하고 있다.

치매의 심각도 기준

| 평가척도 심각도 | MMSE-K | GDS | CDR |
|---|---|---|---|
| 경도(mild) | 20~23 | stage 4 | 0.5~1 |
| 중등도(moderate) | 15~20 | stage 5 | 2 |
| 중등도-고도(moderate-severe) | 10~1 | stage 6 | 2~3 |
| 고도(severe) | 10점 이하 | stage 7 | 3 |

# GDS

| | | Global Deterioration Scale |
|---|---|---|
| 1 = ☐ | 인지장애없음 | **임상적으로 정상.** 주관적으로 기억장애를 호소하지 않음. 임상면담에서도 기억장애가 나타나지 않음. |
| 2 = ☐ | 매우 경미한 인지장애 | **건망증의 시기.** 주관적으로 다음과 같은 기억장애를 주로 호소함 : (1) 물건을 둔 곳을 잊음. (2) 전부터 잘 알고 있던 사람, 이름 또는 사물의 이름이 생각나지 않음. 임상면담에서 기억장애의 객관적인 증거는 없음. 직장이나 사회생활에 문제없음. 이러한 자신의 증상에 적절한 관심을 보임. |
| 3 = ☐ | 경미한 인지 장애 | **분명한 장애를 보이는 가장 초기 단계.** 그러나 숙련된 임상가의 자세한 면담에 의해서만 객관적인 기억장애가 드러남. 새로이 소개받은 사람의 이름을 기억하기 어려울 수 있음. 책을 읽어도 예전에 비해 기억하는 내용이 적을 수 있음. 단어나 이름이 금방 떠오르지 않는 것을 주위에서 알아차리기도 함. 직업이나 사회생활에서 수행능력이 감퇴함. 동료가 환자의 일 수행능력이 떨어짐을 느낌.<br>환자는 이와 같은 사실을 부인할 수 있음. 경하거나 중등도의 불안증이 동반될 수 있음. 현재 상태로는 더 이상 해결할 수 없는 힘든 사회적 요구에 직면하면 불안증이 증가됨. |
| 4 = ☐ | 중등도의 인지 장애 | **후기 혼동의 시기.** 자세한 임상면담 결과 분명한 인지장애로 판명됨. 다음 영역에서 분명한 장애가 있음 : (1) 자신의 생활에 최근 사건과 최근 시사 문제들을 잘 기억하지 못함. (2) 자신의 중요한 과거사를 잊기도 함. (3) 순차적 뺄셈(예; 100-7, 93-7···)에서 집중력·장애가 관찰됨. (4) 혼자서 외출하는 것과 금전 관리에 지장이 있음.<br>그러나 대개 다음 영역에서는 장애가 없음. (1) 시간이나 사람에 대한 지남력. (2) 잘 아는 사람과 낯선 사람을 구분하는 것. (3) 익숙한 길 다니기.<br>더 이상 복잡한 일을 효율적이고 정확하게 수행할 수 없음. 자신의 문제를 부정하려고 함. 감정이 무뎌지고 도전적인 상황을 피하려고 함. |
| 5 = ☐ | 초기 중증의 인지 장애 | **초기 치매(인지장애).** 다른 사람의 도움 없이는 더 이상 지낼 수 없음.<br>자신의 현재 일상생활과 관련된 주요한 사항들을 기억하지 못함(예; 집 주소나 전화번호, 손자와 같은 가까운 친지의 이름 또는 자신이 졸업한 학교의 이름을 기억하기 어려움). 시간(날짜, 요일, 계절 등)이나 장소에 대한 지남력이 자주 상실됨. 교육을 받은 사람이 40에서 4씩 또는 20에서 2씩 거꾸로 빼나가는 것을 하지 못하기도 함.<br>이 단계의 환자들은 대개 자신이나 타인에 관한 주요한 정보는 간직하고 있음. 자신의 이름을 알고 있고 대개 배우자와 자녀의 이름도 알고 있음. 화장실 사용이나 식사에 도움을 필요로 하지는 않으나 적절한 옷을 선택하거나 옷을 입는데 문제가 있을 수 있음(예; 신발의 좌우를 바꾸어 신음.) |

| 6 = ☐ | 중증의<br>인지 장애 | **중기치매(인지장애).** 환자가 전적으로 의존하고 있는 배우자의 이름을 종종 잊음. 최근의 사건이나 경험들을 거의 기억하지 못함. 오래된 일은 일부 기억하기도 하나 매우 피상적임. 일반적으로 주변 상황, 년도, 계절을 알지못함. '1~10' 또는 '10~1'까지 세는데 어려움이 있을 수 있음.<br>일상 생활에 상당한 도움을 필요로 함(예; 대소변 실수). 또한 외출시 도움이 필요하나 때때로 익숙한 곳에 혼자 가기도 함. 낮과 밤의 리듬이 자주 깨짐. 그러나 거의 항상 자신의 이름은 기억함. 잘 아는 사람과 낯선 사람을 대개 구분할 수 있음.<br>성격 및 감정의 변화가 나타나고 기복이 심함 : (1) 망상적인 행동(예; 자신의 배우자가 부정하다고 믿음, 주위에 마치 사람이 있는 것처럼 얘기하거나 거울에 비친 자신과 얘기함). (2) 강박적 증상(예; 단순히 바닥을 쓸어내는 행동을 반복함). (3) 불안증, 초조, 과거에 없었던 난폭한 행동이 나타남. (4) 무의지증, 즉 목적있는 행동을 결정할 만큼 충분히 길게 생각할 수 없기 때문에 나타나는 의지의 상실임. |
| 7 = ☐ | 후기 중증의<br>인지 장애 | **말기 치매(인지장애).** 모든 언어 구사능력이 상실됨, 흔히 말은 없고 단순히 알아들을 수 없는 소리만 냄. 요실금이 있고 화장실 사용과 식사에도 도움이 필요함. 기본적인 정신운동 능력이 상실됨(예; 걷기). 뇌는 더 이상 신체에 무엇을 하라고 명령하는 것 같지 않음.<br>전반적인 피질성 또는 국소적 신경학적 징후나 증상들이 자주 나타남. |

임상 치매척도검사

# Clinical Dementia Rating(CDR)

| | CDR 0 | CDR 0.5 | CDR 1 | CDR 2 | CDR 3 |
|---|---|---|---|---|---|
| 기억력<br>Memory(M) | 기억장애가 전혀 없거나 경미한 건망증이 때때로 나타남 | 경한 건망증이 지속적으로 있거나 사건의 부분적인 회상만이 가능: 양성건망증 | 중등도의 기억장애로서 최근 것에 대한 기억장애가 더 심함. 일상생활에 지장이 있음. | 심한 기억장애. 과거에 반복적으로 많이 학습한 것만 기억하고 새로운 정보는 금방 잊음. | 심한 기억장애. 부분적이고 단편적인 사실만 보존됨 |
| 지남력<br>Orientation(O) | 정상 | 시간에 대한 장애가 약간 있는 것 이외에는 정상 | 시간에 대한 약간 장애가 있음. 사람과 장소에 대해서는 검사상으로는 정상이나 실생활에서 방향 감각이 떨어질 수 있음 | 시간에 대한 지남력은 상실되어 있고, 장소에 대한 지남력 역시 자주 손상됨 | 사람에 대한 지남력만 유지되고 있음 |

| | | | | | |
|---|---|---|---|---|---|
| 판단력과 문제 해결능력 Judgement and Problem Solving(JPS) | 일상생활의 문제를 잘 해결함. 판단력이 과거와 비교하여 볼때 양호한 수준을 유지함 | 문제해결능력, 유사성, 상이성 해석에 대한 장애가 의심스러운 정도 | 복잡한 문제를 다루는 데에는 중등도의 어려움이 있음. 사회생활에서의 판단력이 손상됨 | 문제해결, 유사성, 상이성 해석에 심한 장애가 있으며, 사회생활에서의 판단력이 손상됨 | 판단이나 문제해결이 불가능함. |
| 사회활동 Community Affairs(CA) | 직장생활(사업), 물건사기, 금전적인 업무(은행업무), 사회적 활동에서 보통 수준의 독립적인 기능이 가능함 | 이와 같은 활동에 있어서의 장애가 의심되거나 약간의 장애가 있음 | 이와 같은 활동의 일부에 아직 참여하고 있고 얼핏 보기에는 정상활동을 수행하는 것처럼 보이나 사실상 독립적인 수행이 불가능함. | 집밖에서는 독립적인 활동을 할 수 없음. | |
| | | | | 외견상으로는 집밖에서도 기능을 잘 할 수 있어 보임 | 외견상으로도 집밖에서 정상적인 기능을 할 수 없어 보임 |
| 집안 생활과 취미 Home and Hobbies(HH) | 집안생활, 취미생활, 지적인 관심이 잘 유지되고 있음 | 집안생활, 취미생활, 지적인 관심이 다소 손상되어 있음 | 집안생활에 경미하지만 분명한 장애가 있고 어려운 집안일은 포기된 상태임. 복잡한 취미나 흥미(예를 들어 바둑)는 포기됨 | 아주 간단한 집안일만 할 수 있고, 관심이나 흥미가 매우 제한됨 | 집안에 있더라도 자기방 밖에서는 집안일을 포함한 어떤 기능도 하지 못함 |
| 위생 및 몸치장 Personal Care (PC) | 혼자서 충분히 해결 | | 가끔 개인 위생에 대한 권고가 필요함 | 옷입기, 개인위생, 개인 소지품의 유지에 도움이 필요함 | 개인위생, 몸치장의 유지에 많은 도움이 필요하며, 자주 대소변의 실금이 있음 |

: 치매의 중등도를 평가하는 도구로는 CDR이 세계적으로 가장 널리 사용되고 있으며, 여섯 영역의 점수를 합산한 계산법(총18점)으로 시행한다.

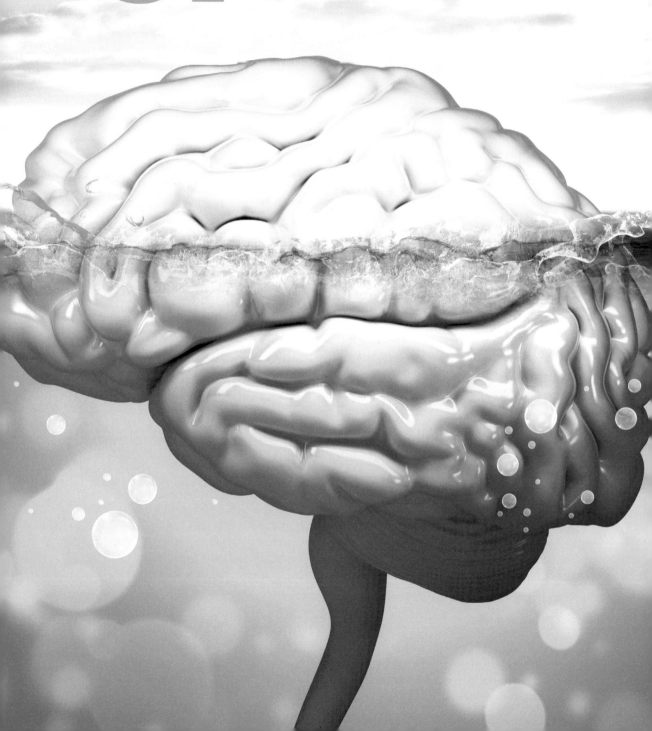

# 07

## 치매(인지장애)환자의
## 효율적 관리법

*젊은이는 노인의 가벼운 짐을 혼자 지고, 무거운 짐은 나누어 져서*
*노인이 짐을 들지 않게 해야 한다.* _소학

# 치매(인지장애)환자의
# 효율적 관리법

- 치매(인지장애) 알기, 받아들이기, 대안 찾기 : 보호자와 가족들의 역할이 가장
  중요하다.

## 눈높이를 치매환자에게 맞추기

치매는 가족(보호자)들의 행동과 처신에 따라 **'예쁜 치매'**, **'미운 치매'**로 구분될 수 있다. '예쁜 치매' 환자도 가족들이 이것저것 지적만 하게 되면 서운한 감정이 남게 되어 '미운치매'로 악화될 수 있다. 따라서 보호자와 가족들은 눈높이를 낮추는 것이 필요하다. 치매가 진행되고 뇌기능이 퇴화되면서 뇌 속에 가장 강하게 각인된 기능들이 주로 남게 된다고 한다. 치매에 걸리기 전 평소 환자의 성격이 치매 발생 이후 행동에 큰 작용을 하게 되며 남을 배려하는 성격은 여전히 남을 배려하게 되고, 욕을 잘하던 사람은 욕을 많이 하게 되고 물건을 모으는데 집착하던 사람은 필요하든 불필요하든 눈에 보이고 힘이 닿는 데로 물건(기저귀, 물컵 등)을 주워 모으게 된다.

# 치매(인지장애) 환자와의 대화법

치매환자와 의사소통하는 방법 중 가장 중요한 것은 환자를 인간적으로 존중해야 한다는 것이다. 대화를 할 때는 **"환자의 감정은 언어보다 오래도록 유지된다"**는 사실을 알고, 칭찬과 격려하는 좋은 말을 하며 자존심을 건드리지 말아야 한다.

환자는 보호자가 있는 주위의 환경, 표정, 몸짓, 대화의 속도 등 하나하나가 환자에게 미치는 영향이 일반인들과 다르기 때문에 다음과 같은 사항에 유의하여 대화한다.

- 환자와 시선을 맞춘다.
- 가능한 단순한 단어를 사용하고 짧은 문장으로 대화한다
- 어린아이에게 대하는 것처럼 말하지 않는다.
- 복잡한 단어나 기억이 많이 필요한 사실은 물어보지 않는다.
- 환자의 반응에 시간이 걸리더라도 기다리고, 환자의 대답이 틀렸다고 지적하지 않는다.
- 환자가 단어를 생각해내려고 애쓰면 부드럽게 도와준다.
- TV, 라디오 등의 소음을 피하면 대화에 더 집중할 수 있다.
- 온화한 미소와 몸짓을 보여준다.
- 차분하고 안정적인 말투와 목소리로 부드럽고 침착하게 하는 것이 좋다.
- 자세를 환자쪽으로 약간 기울이며 가벼운 신체접촉을 시도한다.
- 대화의 속도는 천천히 환자의 속도에 맞춘다
- 문장으로 명확하고 구체적으로 말한다.
- 긍정적인 질문을 하고 긍정적인 명령문을 사용한다.

## 치매(인지장애) 치료 10조란?

① 안정감을 안겨준다. 따뜻한 미소로서, 상대의 눈을 보면서…

② 보통사람과 똑같이 대우해 준다.

③ 프라이드를 상하게 하지 않는다.

④ 실수를 나무라지 않는다. '괜찮아요' 라고…

⑤ 야단치거나 명령하지 않는다.

⑥ 짧고 간결하게 이야기 한다.

⑦ 지도하거나 가르치려 하지 않는다.

⑧ 환자의 대,소변을 거들어준다.

⑨ 설득하지 않는다.

⑩ 한 사람의 인간으로 존중한다.

## 치매(인지장애)치료 금기 사항

치매 치료는 잃어버린 능력을 회복시키는 것이 아니라, 남아있는 능력을 끌어내는 것이 중요하다. 다음과 같은 일은 절대로 해서는 안된다.

① 나무란다.

② 일방적으로 화를 낸다.

③ 명령한다.

④ 강요한다.

⑤ 재촉한다.

⑥ 어린애 취급을 한다.

⑦ "ㅇㅇ"씨 라고 함부로 이름을 부른다.

⑧ 해야 할 역할을 빼앗는다.

⑨ 행동을 제한한다.

⑩ 아무것도 하지 못하게 한다.

# 증상별 대처방법

## (1) 환각증상

– 환시 : 실제로 존재하지 않은 것이 보인다거나, 흔한 것은 '집안에 모르는 사람이 있다.'

– 환청 : 들리지 않는 소리나 음성이 들린다. '있을 리 없는 아들의 목소리가 들린다.' 혹은 '자신의 몸에 벌레가 기어오른다' 등, 대처방법은 환자의 불안을 완화시켜주는 방향으로 안심시켜준다.


## (2) 망상

– 피해망상 : 흔한 것으로 **물건을 도둑맞은 망상** 실제는 자신이 어딘가에 보관해 두었는데 장소를 기억하지 못하기 때문에, '누군가가 훔쳐간 것임에 틀림 없다.'고 확신하는 증상이거나, 가족이 대화를 나누는 모습에 대해 상황을 충분히 이해하지 못하고 '나를 따돌리고 있다.'로 발전할 수도 있다.

– 질투망상 : 배우자가 자신을 무시하는 태도를 보이는 것에 대해 '바람을 피우고 있다',고 하는 질투 망상으로 발전할 수도 있다. '물건을 도둑맞은 망상'이 발생하는 배경에는 환자가 지금의 환경에 불안을 느끼고 있는 데에, 그 원인이 있다. 대책은 의사소통이 되지 않더라도 그냥 환자의 이야기를 들어주는 것이 중요하고, 되도록 대화의 기회를 늘려야 한다

### (3) 폭력, 폭언

주변에서 간호하는 사람에 대해 발생하는 경우가 많으며 가족이 폭력의 대상이 되기 쉽다. 환자에게 '자존심'을 손상시키는 말이나 행동을 하지 말자.

### (4) 배회

아무런 의미도 없이 돌아다니고 있다고 생각하기 쉽지만, 본인에게는 목적이 있어서 걸어 다니는 경우가 많다. 주변에 주의를 집중하지 않으므로 도로 한가운데를 걷거나, 철도의 선로에 들어가 사고를 당하기도 한다. 피로감을 덜 느끼기에 계속 걸어서 상당히 멀리까지 갈 수도 있다.

또한 여름에는 탈수증, 겨울에는 동상에 걸릴 수가 있으며, 치매 환자의 배회는 생명에 관련된 심각한 증상일 수가 있다.

집 밖으로 나간 경우 감시 GPS를 부착하고 배회 시 환자에 대하여, 지역사회에서도 보살펴 나갈 수 있는 관리시스템이 요구된다.

### (5) 우울증

기분이 우울하고 잠을 잘 잘 수 없으며 식욕이 없고 무엇에 대해서도 흥미를 보이지 않는 증상이며, 치매 환자는 자신의 감정을 타인에게 충분히 전달 할 수 없기에 주변사람이 '우울증 상태'를 알아차리기 어렵다. 우울증이 생기게 되면 망상도 나타나고 악화되므로 초기 단계의 병증신호에 주의를 집중해야 한다. 또한 복용중인 약제(혈압강화제, 진통제, 항파킨슨병 치료제 등)로 인해 우울증이 생길 수도 있다. 그리고 우울증은 재발하기 쉬운 것으로 알려져 있으며 우울증 환자의 경우 가능하면 혼자 있게 하지 말고, 자주 대화하는 것이 중요하다.

### (6) 요실금

요실금 발생 이유로써, 먼저 치매환자가 화장실 위치를 알 수 없게 될 경우와 배뇨감각을 잃게 되어 요실금을 하게 되는 경우가 있다. 그래서 배설주기를 체크하여 정기적인 화장실 유도가 바람직하며, 기저귀는 가능하면 사용하지 않는 게 좋다. 기저귀에 배설 시, 간병의 부담은 줄어들겠지만 본인의 배뇨감각을 잃게 되어 자립심을 빼앗기게 된다.

### (7) 농변

대변을 맨손으로 만지거나 잡거나, 침구 혹은 벽에 바르는 행위이다. 원인은 기저귀에 실금된 것을 간병인에게 맡기지 않고 스스로 기저귀를 처리하려는 것에서 발생되었다. 기저귀에 발생한 요실금이나 농변은 강한 스트레스와 의욕 저하를 유발하기에, 화장실로 이동이 가능하다면 가능한 한 기저귀를 사용하지 않고 화장실에서 자연배설을 할 수 있도록 환경을 조성해 주면, 농변의 횟수가 줄어들 수 있다.

### (8) 불면증 · 수면장애

치매환자에게 수면장애는 흔히 올 수 있으며, 낮의 활동량을 늘리거나 밤에는 족욕 등으로 잠들기 쉽게 한다. 계속될 시 수면제를 처방한다.

### (9) 귀가욕망

하루 중 저녁시간에 발생하기 쉬운 점으로 미루어 **'황혼증후군'**이라고 불리운다. '집으로 돌아가고 싶다.'의 이유는 다양하며 옛날 기억밖에 남아 있지 않을 경우, 현재의 집이 아닌 어린 시절의 집이다. 매우 불안한 경우 '한시라도 빨리 집으로 돌아가고 싶다'라고 보채게 되지만 되도록 환자를 안정시키는 것이 중요하다. 환자의 이야기를 들으면서 "지금 밤이니까 내일 아침에 그렇게 합시다" 라든지…,

### (10) 피카(Pica, 이물섭취)

치매 증세가 진행 될 시 음식이 아닌 것을 입에 넣을 수 있다. 티슈, 종이팩, 비누, 비닐, 표백제, 소독제, 배터리 등을 입에 넣을 경우 심각한 중독을 일으킬 수 있으므로, 손이 닿지 않는 위치에 두도록 한다.

## 폭력적인 행동을 보이는 치매(인지장애)환자 대처법

치매(인지장애)환자 중 **난폭성**을 보이는 경우 대처하기가 가장 어렵다고 한다. 치매환자의 폭력적이고 난폭한 행동의 특성은 첫째, 자주 일어나지 않는다. 둘째, 오래 지속되지 않는다. 셋째, 감정소모가 빨리 일어난다. 넷째, 보편적으로 초기에 일어난다. 따라서 치매환자가 공격적 성향을 보이면 일정거리를 두고 방어태세를 갖춘다면, 감정소모가 금방 되기 때문에 곧 얌전해지는 것을 확인할 수 있다.

또한 치매환자의 특성중 하나가 주변 환경에 영향을 많이 받는다. 예를 들어, 주변이 시끄러우면 시끄럽게되고 주변이 조용해지면 따라서 조용해진다. 환자가 공격성을 띠고 난폭스러운 행동을 한다고 소리를 질러 안정시키려고 한다면, 그 행동을 그대로 따라하게 되며 더욱 난감한 사태를 겪게 될 것이다. 그러므로 최대한 주변환경과 분위기를 최대한 조용하게 만드는 것이 상책이다.

## 신체억제는 원칙적으로 강제적으로
## 하지 않을 것을 철저히 준수한다.

신체억제가 필요한 것은 자해 또는 타인 상해 발생가능성이 높은 경우에 한하며, 어쩔 수 없어서 사용하는 것이 아니라 필요하기 때문에 행한다는 판단이 중요하다. 이 행위는 행동 제한의 자격을 갖춘 정신보건 담당전문의에 의해 결정하는 것이 바람직하다.

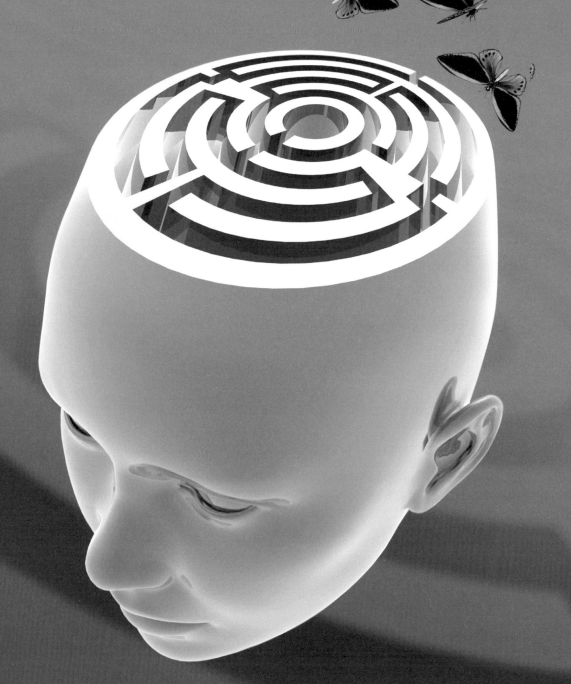

# 08 치매(인지장애)환자의 요양기관 이용

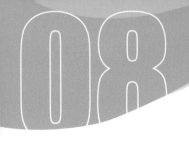

*늙어가는 사람만큼 인생을 사랑하는 사람은 없는 것이다. _소포클레스*

# 치매(인지장애)환자의 요양기관 이용

## 나를 끝까지 치료해 줄 시설은?

치매환자에 대해 처음에는 대부분 가벼운 증상이어서 배우자나 자녀들이 돌보지만 일정 시간이 지나면, 환자의 증상이 심해지고 거동을 못하고 대소변을 가리지 못하게 된다. 게다가 우울증이 심해지면 과격하고 위험한 행동으로 자해를 할 수 있어, 전문적인 치료와 관리를 해 줄 수 있는 시설인 요양병원, 요양원을 찾게 된다.

시설로 환자를 보내는 단계에서 환자와 보호자, 간혹 가족들 사이에서도 갈등이 첨예하게 대립되기도 한다. 환자는 보호자와 떨어지기 싫어서 화를 내기도 하고 울기도 한다. 평상시 환자는 보호자에게 화를 내기도 하지만, 그래도 가장 의지하는 사람은 발병 후 자기를 돌보아 온 보호자를 가장 신뢰하기 때문이다.

가족들 간의 문제로써 간병 비용 부담도 있지만 또 하나의 요인은 요양병원과 요양원을 방문하여 여러 환자들과 함께 생활하는 병실을 둘려보고 느끼게 되는 심적 갈등을 느끼기 때문이다.

사실 치매환자가 함께 쓰는 **다인실**(4, 6, 8인실)에서 보여주는 환자들의 모습은, 안스럽고 실제로 마음을 무겁게 만든다. 그리고 대부분 부모나 자식, 배우자를 그런 곳에 두고 온다는 일종의 죄책감이, 불필요한 감정 싸움으로까지 확대될 수 있기 때문이다.

142                                                          우리 곁의 치매 *Dementia, Close to us*

## 치매(인지장애)환자의 요양기관 이용

연구결과에 따르면 경증치매환자의 12%가 1년 후 전문요양시설을 이용하게 되고, 35%는 2년 후에 이용하게 된다고 한다. 중증 환자의 경우에는 1년후에 39%, 2년 후에 62%가 전문요양시설을 이용하게 된다고 한다.

주된 입원 사유는 대소변실금, 추락감, 보행장애, 배회, 공격성이나 과잉행동, 야간 행동장애 등이다. 또 다른 연구에 따르면 치매로 진단된 이후 전문 요양기관에 입원하게 되기까지의 기간은 평균 3.1년이었고, 독신환자의 경우는 2.1년으로 더 짧았다.

### 치매(인지장애)환자의 기대 수명

치매증상이 나타난 이후 생존기간에 대한 연구결과 역시 다양하다. 보고에 따라 2~20년에 이르고 평균 생존기간은 10.3년 정도이나, 일상적으로 관찰되는 수명은 이보다 짧다는 의견도 있다. 생존기간이 짧게 되는 노인들은 영양결핍, 탈수, 감염 등의 원인이 있다. 환자의 나이, 성별, 질병의 중증도도 영향을 준다. 나이가 많을수록, 남자환자가 더 생존기간이 짧다고 하며, 생존기간과 인지기능의 감소속도도 밀접한 연관이 있다.

## 어떤 경우에 요양시설로 입원해야 하나?

치매는 진행될수록 환자와 가족에게 많은 부담과 고통을 안겨주는 만성 퇴행성 질환이다. 치매의 말기상태가 되면 모든 언어적 능력이 상실되고, 단지 알 수 없는 소리를 내고 대, 소변을 가리지 못하고, 식사를 하는데 도움이 필요하고 혼자서 걸을 수도 없는 상태가 된다. 이렇게 환자 혼자서는 독립적인 생활이 불가능해지면 전적으로 돌봄을 받아야 하는데, 보호자의 상황이 여의치 않은 경우 요양시설을 이용하게 된다. 그리고 치매로 인한 배회증상으로 사고 위험성이 크거나, 통제할 수 없을 정도로 난폭해지거나, 보호자의 능력을 통제되지 않을 정도로 심한 이상행동과 심리적 증상을 보이는 경우에도 요양시설 입원이 필요하게 된다. 일반적으로 알츠하이머병의 경우 심한 정신행동 증상으로 인하여 돌봄이 불가능해지고, 혈관성 치매의 경우 중증후의 운동장애에 대한 전문적인 재활치료가 가정에서는 불가능하기 때문에 요양시설 입원을 고려하게 된다.

이 외에도 발생되는 폐렴, 당뇨병의 악화나 합병증 같은 내과적 질환으로 입원해야 하거나 골절이나 퇴행성 관절염과 같은 정형외과적 문제나 재활치료를 목적으로 입원을 고려할 수도 있다. 요양시설을 이용하는 것은 환자와 보호자에게 큰 도움이 되므로, 시설에 맡기는 것을 무조건 불효라고 여기는 것은 잘못이라고 할 수 있다.

## 요양병원과 요양원

**요양병원**에서는 일반적으로 기본적인 의료시설을 갖추고 의사가 매일 근무하므로 환자의 상태를 의학적으로 관찰하고 일부 시술을 할 수 있다. 간병인을 통한 일상생활 보조도 제공된다. 따라서 수액공급, 산소공급 등 지속적인 의료적 처치, 심한 문제 행위에 대한 약물 조절, 심한 욕창에 대한 치료 등 중증 치매환자에 대한 치료와 요양이 동시에 필요한 경우에 적합한 시설이다.

**요양원**은 일반적으로 간호사의 간호와 요양보호사의 보조를 통해 장기간의 요양을 제공하기 위한 시설이다. 외래 방문이나 촉탁의 진료를 통해 안정적인 투약이 이루어지고, 적절한 간호와 간병을 통한 관리서비스가 제공된다. 따라서 신체적인 질병이 있더라도 자주 외래 방문을 통해 전문적인 진료가 필요하지 않은 경우에 적합한 시설이다.

## 치매(인지장애) 환자가 입원 시에 경험하게 되는 문제들

- 급격한 환경 변화에 당황스러움
- 이해하기 어려운 의사소통에 장애가 생기기 쉽다.
- 병실 : 현실감각이 서툰 치매환자는 본인 병실로 돌아갈 수 없는 경우도 있다.
- 입원실 이동이나 베드 이동 시, 위치 파악에 대한 인식을 망각하기 쉽다.
- 의료 절차에 따른 고통, 수많은 검사와 치료가 두렵다.
- 탈수나 영양섭취가 불량하기 쉽다.
- 대 · 소변 처리를 잘 하지 못할 수가 있다.
- 의료진과의 의사소통 : 만약 시력 · 청력에 문제가 있다면 개별적인 배려를 해야한다.
- 가족과 멀어지기 쉽다 : 병문안을 겸한 가족들의 병원 방문을 촉구한다.
- 자극에 과민해진다. : 초조, 흥분, 이상행동, 망상, 환각, 우울증, 불안, 탈수, 영양저하, 통증, 약물의 영향 등이 정신착란을 유발하거나 악화시킨다.

## 요양시설로 입원하기 전 미리 보호자가 준비해야 할 것은?

요양시설 중에서 요양병원에 입원할 것인지, 요양원에 입원할 것인지에 따라 준비해야 할 것이 조금 다를 수 있다. 만약 요양병원에 입원할 정도로 장기적인 의료적 처치가 필요한 환자라면 미리 다니던 병원에서 환자의 상태에 대한 '**의사소견서**'와 현재 복용 중인 약물들의 '**처방전**'을 준비하여 요양병원 내의 주치의사가 환자의 상태를 미리 확인할 수 있도록 해야 한다. 요양 병원 내에서는 약물이나 주사처방이 가능하므로 당분간 복용할 수 있는 약물을 준비해가면 된다.

만일 상태가 안정적이라 요양원에 입원해도 되는 환자라면 장기요양보험 혜택을 받을 수 있으므로 미리 건강보험공단 각 지역별 지사에 신청하여 '장기요양등급 판정'을 받아 두어야 한다. 또한 요양원 내에는 상주하는 주치의사가 없으므로 현재 복용중인 모든 약물들을 가져가야 한다.

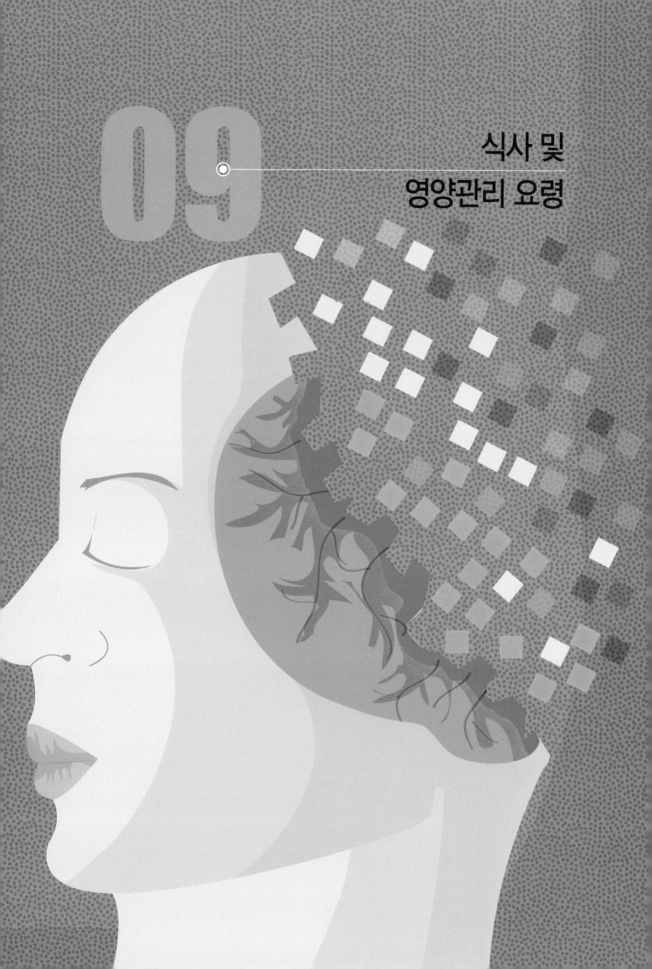

09

식사 및
영양관리 요령

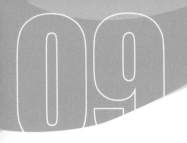

노인은 두 번째의 아이다. _소포클레서

# 식사 및
# 영양관리 요령

## 식사요령

치매환자는 증상이 다양하므로 수분을 충분히 섭취하고 다양한 증상에 맞추어 영양을
골고루 섭취하는 것이 중요하다.

- 낮에는 탈수가 되지 않도록 물을 많이 마시도록 해야 하지만, 밤에는 소변실수를 할
  수 있으므로 자기 전에는 음료를 주지 않는 것이 좋다.
- 환자는 상한 음식을 구분하지 못하므로 남은 음식물은 빨리 버려야한다.
- 환자가 식사를 하고도 음식을 계속 먹으려 하는 경우, 뻥튀기 과자 같은 칼로리가
  높지 않은 간식을 준비해둔다.
- 환자는 근육 강도나 동작에는 이상이 없으나, 뇌기능의 마비로 특정 동작을 할 수
  없게 되어 밥상을 앞에 놓고도 멍하니 앉아있기만 하는 경우가 많다. 이때 환자의
  손에 숟가락을 쥐어주고 밥을 한 술 떠서 입에 넣도록 도와주면, 그때부터는 점차
  먹는 동작으로 진행할 수 있게 된다.
- 환자가 식사를 거부할 때 야단을 치고 음식을 치워 버리거나, 강제로 먹이려고 해서
  는 안 된다. 시간을 두고 다시 권유해 보거나, 또는 환자가 좋아하는 사람이 권해보
  도록 한다.
- 연하의 어려움이 있는 치매환자들은 어떻게 음식을 삼켜야 하는지 잊어버려서 음식
  을 마냥 입안에만 물고 있다든지, 뱉어버리거나, 삼키는 도중에 사래가 들리는 경
  우가 종종 있으므로 이러한 환자들에게는 연하 보조식을 제공한다.
- 식사를 하고 난 뒤 얼마 되지 않아 또 밥을 달라고 조르거나, 지나치게 많이 먹으려

할 때에는 환자의 말을 무시하거나 야단치면 안 된다. 이럴 때에는 과식하지 않는 범위 내에서 환자의 요구에 재치 있게 반응하도록 한다. 소량씩 여러 번 주는 것이 도움이 된다.

## 치매(인지장애)환자에게 좋은 음식

- 잡곡밥 : 현미, 메밀 등 잡곡에는 비타민B$_1$이 풍부하여 뇌의 에너지원이 되고 포도당 생성을 촉진한다.
- 신선한 야채 : 비타민과 무기질이 풍부하고 푸른 야채에 많은 비타민B$_{12}$와 엽산은 신경전달물질을 만들어낼 때 중요한 역할을 한다.
- 카레 : 카레에 들어있는 '컬큐민'은 산화를 방지하고 염증을 감소시켜 치매 예방에 도움이 된다.(통계학적으로, 카레 소비가 많은 '인도'에서는 치매 환자가 적다)
- 등푸른생선 : 불포화지방산이 풍부하고 특히 EPA와 DHA는 뇌경색으로 인한 뇌졸중 예방과 뇌혈관성 치매 예방에 효과가 있다. : 고등어, 꽁치, 삼치, 정어리, 참치, 전갱이
- 견과류 : 비타민E가 풍부해 혈전과 고지혈증을 개선하여 뇌졸중을 예방하고 치매의 진행을 막아주는 효과가 있다.
- 우유 : 뇌활동에 꼭 필요한 신경전달물질의 원료가 되는 필수아미노산이 풍부하다.
- 은행: 은행잎 추출물에 들어있는 징코 플라본 글리코사이드, 징코라이즈 등의 물질은 혈관 확장기능이 있어, 혈액순환을 촉진시키고, 혈액의 점도를 저하시키며 항산화제 성분이 포함되어있다.

> **식사는 커다란 즐거움의 하나**
>
> 음식의 섭취는 ① 입으로 가져감 ② 씹음(저작) ③ 삼킴(연하) 3가지로 구성되며 치매 환자는 삼키려하지 않고, 계속 토하거나 식사 직후인데도 또 다시 먹고 싶다고 할 수 있다.

# 구강관리(치주질환)

치주질환이 있을 시, 당뇨병 악화, 심근경색 및 협심증 등의 심장병에 걸릴 확률이 높아진다. 구강은 언어를 표현하는 기관인 동시에 음식을 섭취하는 기관이기에 '실어'나 '연하(삼킴)장애'가 같이 온다. 삼키는 기능이 쇠퇴하는 원인으로써 삼키는데 필요한 근력저하, 다른 하나는 삼킬 때 뇌의 명령에 대한 반사작용의 저하이다.

일본 큐슈대학교 연구팀은 치아가 1~9개 남는 노인은 20개 이상 남은 노인에 비해 치매 발생 비율이 무려 81%나 높다는 연구 결과를 발표하였다. 이것을 볼 때 치매 예방을 위해서는 치아를 건강히 보존하고, 즐거운 마음으로 잘 씹는 습관이 매우 중요하다.

# 노인성(흡인성) 폐렴

고령자의 폐렴은 대부분 잘못된 흡인에 의한 **흡인성 폐렴**이다. 음식물보다는 박테리아를 포함한 타액 등의 분비물을 야간수면 중에 삼키게 되어 생기는 불현성 폐렴의 경우가 많으며 초기증상은 식욕부진과 전신권태감 등의 비특이적 증상을 보이는 경우가 많으며, 발열은 경미하거나 없을 수 있다.

우리 곁의 치매 *Dementia, Close to us*

이 불현성 폐렴은 장기간 누워 있는 상태(와상), 강제적인 신체 움직임 제한, 스트레스 상태, 영양실조 등이 겹쳐서 폐렴이 발병하기에, 최초의 흡인성 폐렴으로부터 일정 시간이 지나고 나서 발병하는 것으로 판단되고 있다.

폐렴 발병 시의 탈수는 발열에 의한 땀과 과도한 호흡상태로 인해 체액이 손실되고, 수분섭취가 제대로 되지 않기에 일어나는 것으로서, 링거를 포함한 수분보충을 해야 할 필요가 있다. 기관반사, 연하기능 개선을 위해서 과도한 진정제 투여를 피하고 적절한 각성수준을 유지하는 것이 폐렴 예방을 할 수 있다.

## 피카(Pica, 이물섭취), 변비

연동 운동의 저하, 우울증, 당뇨병, 파킨슨병, 운동부족, 노화로 인한 기능쇠약 외 원인이 확실치 않은 경우, 약물성 변비를 고려해 봐야 한다. 항파킨슨, 혈압강화제, 항생제, 항간질약, 항암제 등의 부작용으로 변비가 생길 수 있다.

## 탈수, 열사병

치매는 탈수, 열사병에 걸리기 쉽다. 불충분한 식사와 연하장애로 인하여 탈수증에 빠지거나 치매에 동반된 증상이다. 약물요법으로 자율신경이 저하되어 땀을 내기 어렵게 되어서 체온 조절이 되지 않아 열사병을 일으킨다. 또한 치매환자는 더위와 추위에 둔감해져서 여름에도 보일러 스위치를 켜거나, 한 겨울 옷을 껴입거나 추운 겨울에도 얇은 옷만 입게 되는 경우이다.

# 낙상위험

환자 10명 중 7명이 반복적으로 낙상하는 것으로 알려져 있다. 뇌혈관 장애를 제외한 원인으로서 약물에 의한 수면장애, 불안, 초조, 우울증, 과잉 배회행동, 분노폭발, 기억장애, 뇌혈관 장애에 의한 반신마비 등이 있다.

# 골절위험

뼈가 약해진 상태에서 침대에서 내려오다가 낙상 시 손과 다리가 골절되거나 심한 경우, 재채기를 심하게 하다 늑골이 골절되는 경우도 있다. 폐경 이후 여성호르몬 감소나, 남성호르몬의 감소로 인해 골다공증이 발생하는 것으로 알려져 있다. 복용 약제 중 부신피질 호르몬제재, 항경련제, 항암제, 항정신병약 등 특히, 정신증 치료에 사용되는 설피리드(Sulpiride)는 도파민 억제 작용을 하는데, 부작용으로 고 프로락틴혈증이 유발되어 골밀도 저하로 인한 골절위험이 높아진다.

또한, 뇌경색 예방에 사용되는 혈소판 응집 억제제인 헤파린, 프라빅의 장기 복용시 뇌출혈의 위험도 높아진다는 보고도 있다.

## 치매(인지장애)환자는 어떤 원인으로 사망하게 되나?

치매환자의 사망은 치매가 직접적인 원인이 아닌 경우가 많다. 치매로 인한 합병증인 감염, 영양결핍, 폐색전증 등이 치매환자를 죽음으로 몰고 간다. 이 중 폐렴, 욕창성궤양 등의 감염으로 인한 폐혈증이 가장 흔하다. 치매가 진행하여 말기단계가 되면 기본적인 신체활동(걷고, 먹고, 대소변을 가리는)이 힘들어 진다. 즉, 삼키는 기능이 떨어지거나 가래를 뱉지 못하여 폐렴에 잘 걸리고, 오랫동안 침대에서만 있어 요로감염과 욕창이 생긴다. 이와 같이 치매 말기에는 감염이나 영양상태 불량으로 사망에 이르게 된다.

## 폐렴이 생기지 않도록 하려면?

폐렴은 치매환자뿐만 아니라 일반 노인에게도 주요 사망원인이 된다. 퇴행이 진행되는 경우 원인에 상관없이, 치매 말기에 다다르면 음식을 씹고 삼키는 입 주위 근육, 혀 근육 및 인후 근육의 약화나 이를 조절하는 뇌기능의 약화로 연하장애가 생길 수 있다. 이런 경우 음식물 복용 시 사래가 잘 걸리거나, 기도로 음식이 넘어가도 기침을 잘하지 못하여 구강 내 음식물이나 세균에 의한 폐렴이 생길 수 있다. 게다가 칫솔질을 잘못하고 틀니나 충치, 치아 결손 등으로 구강 내 청결도가 떨어진 경우, 해로운 세균에 노출된 위험은 더욱 더 커지게 된다. 이렇게 음식물이나 구강내 물질이 기도로 넘어가서 생기는 폐렴을 흡인성 폐렴(Aspiration Pneumonia)이라고 한다.

혈관성치매의 경우, 뇌졸중이 발생하여 입 주위 근육의 마비가 오면 치매 정도와 관계없이 흡인성 폐렴이 잘 생기고, 치매와 연관된 정신행동증상을 조절하기 위해 사용되는 진정제, 항불안제, 항우울제 등 항정신약물의 부작용에 의해서 연하 기능이 악화될 수 있다. 또한 파킨슨병에 의한 2차 치매는 초기부터 흡인성폐렴의 위험성이 크다. 이를 예방하기 위해서는 전문가와 상담 후 흔히 '**콧줄**'이라고 하는 비위관(Levin tube)이나 '**뱃줄**'(피부경유 위조루술: PEG, Percutaneous Endoscopic Gastrostomy)을 사용해야 할 수도 있다. 따라서 치매환자에서 원인 불명의 발열, 기침, 가래, 전신상태 약화 등의 증상을 보일 경우, 빨리 전문가와 상담하는 것이 중요하다.

# 욕창이 생기지 않도록 하려면?

욕창은 오랜 시간 똑 같은 자세로 누워있거나 앉아있을 때 돌출된 뼈에 지속적으로 압력이 전해져 혈액공급이 부족해지고 이로 인하여, 피부와 근육에 산소와 영양공급이 전달되지 않아 세포가 죽은 상태이다. 특히 거동이 불편하여 오랫동안 자리에 누워 지내는 치매환자들에서 욕창 발생률이 높아질 수 밖에 없다.

욕창의 원인은 비정상적으로 불량한 영양상태, 장기간의 와상 상태로 돌출된 **뼈**가 지속적으로 압박을 받을 경우, 대소변 실금이 있는 경우, 배설물로 인하여 피부가 오염되거나 축축한 경우, 체위 변경이 자주 이루어지지 않는 경우 등에서 잘 발생한다. 따라서 자주 일어나 걷도록 해주거나 만약, 누워만 지내는 경우 2~3시간마다 체위 변경을 하여 압박으로 인한 혈액 순환 장애를 최소화시켜야 한다.

# 갑자기 너무 심해졌어요,
# 치매(인지장애)가 이렇게 빨리 진행되나요?

치매환자들은 여러가지 이유로 증상의 악화를 보일 수 있다. 퇴행성 치매의 경우, 현재까지는 질병의 진행을 완벽히 막을 수 없고, 뇌졸중의 재발이나 원인 질병의 급격한 악화에 따라 증상이 악화될 수 있다. 치매악화속도가 예상했던 것보다 심하다면, 우선 교정할 수 있거나 더 이상 악화를 막을 수 있는 방법을 찾아야 한다. 치매환자의 경우 본인의 신체 변화나 이상증상을 제대로 표현하지 못 할 수 있으므로 검사가 필요한 경우가 있다. 대표적으로 발열, 탈수, 감염, 전해질이상, 저혈당, 저혈압, 간이나 신장기능이상 등으로 가벼운 섬망이 나타나도 치매증상은 심하게 보일 수 있다.

환자의 주변환경에 급작스러운 변화가 없었는지 확인이 필요하다. 간병 문제 등으로 주거지가 바뀌거나 주보호자가 바뀌는 경우 기타 여러가지로 **심리적 스트레스**를 받으면, 이로 인한 불안과 우울이 증상을 악화시킬 수 있다. 정상인이 보기에 별거 아닌 것 같은 사소한 자극도 치매환자에게는 심각한 스트레스일 수 있음을 이해해야 한다.

환자가 복용 중인 약물의 용량변화나 새로운 약물의 추가 역시 치매증상을 악화시킬 수 있어 확인이 필요하다. 정상인에게는 문제가 되지 않는 감기약, 소화제, 수면제 등도 문제가 될 수 있고, 실수로 과도하게 약물을 복용했을 가능성도 배제할 수 없다. 동일 용량의 약물이 유지되더라도 전신상태 악화로 약물대사에 이상이 생길 경우, 약 부작용이 과도하게 나타날 수 있다. 또한 치매약물이 정확한 용량으로, 빠지지 않고 복용되었는지도 확인해야 한다. 실제 치매약물을 환자본인이 관리하는 경우, 제대로 약물을 복용하지 못하거나 버릴 수도 있다.

이러한 여러 원인으로도 급속한 증상악화가 설명되지 않는다면 기존 치매 외에 별개의 다른 뇌혈관질환이 동반되었을 가능성이나, 애초의 원인으로 진단된 질병이 아니라 빠르게 진행될 수 있는 다른 치매의 가능성을 두고 재평가할 필요도 있다.

# 10

치매(인지장애)는
어떻게 치료할까?

*늙은이는 젊은이보다 병은 적지만*
*그들의 병은 그들로부터 떠나지 않는다.* _ 히포크라테스

# 치매(인지장애)는
# 어떻게 치료할까?

## 주변증상

지금 현재 현대의학으로 치매를 완전히 치료하는 것은 불가능하여 예방할 수 없지만 조기발견, 조기치료를 통해 치매의 증세가 진행하는 것을 억제할 수 있다고 생각된다. 그러나 치매 증상의 근본적인 치료법은 현재 개발되어 있지 않다.

치매의 증상은 핵심증상(기억력이나 판단력저하)과 주변증상(불안, 망상, 배회 등)이 있다. 기억장애 등의 핵심증상은 진행되지만, 망상 등의 주변증상은 보호자와 상호협력을 하는 방법과 주위환경에 대한 배려를 통해서 개선되는 경우가 많다.

## 치매(인지장애) 예방

과식과 과음, 운동부족, 흡연 등의 생활습관병에 의해 발생되는 것에 유의해야 한다.

### 1) 생활습관병에 주의

당뇨병, 고혈압, 고지혈증, 비만 등이다.

당뇨에 의한 고인슐린 혈증상태가 되면, 알츠하이머병의 원인으로 알려져 있는 ß아밀로이드라는 단백질을 분해할 수 없다.

치매 위험의 증가요인으로서

① 고령 : 80대에서 4명 중 1명 발생

② 생활습관병 : 당뇨환자는 4배 이상 증가

③ 가족력

④ 스트레스, 고독, 은둔형 독거

## 2) 식습관을 고친다.

① 연분절제

② 기름진 음식 과잉섭취 금지

③ 과식하지 않는다 : 위장은 80%만 채운다.

④ 채소, 과일을 많이 먹는다.

⑤ 생선을 많이 먹는다.

⑥ 레드와인을 마신다.

## 3) 행동습관을 고친다.

사회활동과 교제, 지적자극, 취미생활

## 4) 운동습관을 고친다.

유산소운동, 걷기, 느린조깅, 수영, 수중걷기, 요가, 하이킹, 산책하기

## 5) 기타

애완동물 키우기, 자주 웃기

# 치매(인지장애)예방에 좋은 음식들

치매예방에 좋은 음식은 대개 건강에 좋은 음식들이다. 항산화 효과가 탁월한 음식은 뇌세포의 노화도 막아준다. 오메가3 지방산(DHA)이 많은 등푸른 생선(연어, 정어리, 참치, 고등어), 카레, 와인, 홍삼, 당근과 브로콜리, 시금치 등의 복합색 채소, 비타민 B가 많은 과일인 오렌지와 사과, 견과류, 블루베리, 토마토, 마늘, 양파, 우유, 미역, 홍차, 콩, 검은 참깨 등이 치매 예방에 효과가 인정된 식품들이다.

### 혈압약을 장기간 복용 시 치매에 걸리기 쉽다는 연구결과가 있다.

나이가 들면, 대개 혈압이 오르는데 이는 노화의 자연스런 현상이다. 그런데 여기에다 혈압약을 과도하게 복용하면서 더 빨리 치매에 걸리게 된다. 즉, 혈압약은 교감신경을 억제시켜 심장의 펌프작용을 약하게 하고 혈압약을 오랫동안 먹으면 혈류의 흐름이 약해져 오히려 몸속의 혈액이 끈끈해지고 덩어리가 진다. 이것이 고지혈증과 동맥경화의 원인이 되는 것이다.

### 치매 예방에 가장 효과적인 것은 운동이다.

일주일에 5회 이상, 매회 30분 이상 심장이 두근거릴 정도의 강도로 운동을 하면 치매 발생 위험이 약 40% 감소한다는 연구 보고가 있다. 의사들이 추천하는 운동량은 일주일에 3회이다. 근력과 뼈를 강하게 만들어 노화로 뼈가 삭는 시기를 늦출 수 있다. 한 번 운동할 때 30분 이상 이마에 땀이 맺힐 정도가 바람직하다. 일주일에 3회, 한 번에 30분 이상 하면 가장 이상적인 운동효과를 볼 수 있다고 하며, 이른바 '7330 운동'이라고 불리운다.

# 치매(인지장애)를 예방하는 뇌 건강법 : 뇌는 쓸수록 좋아진다.

　치매에 걸리는 사람들의 일반적인 공통점은 고령, 저학력, 문맹, 치매가족력이라고 한다. 뇌는 적절하게 쓰지 않으면 신경세포와 회로가 점점 사라지게 된다. 공부를 하면 뇌의 구조가 바꾸어져 유연하게 된다. (Use the brain or lose it)

## 뇌세포 3D 연결망이 기억실체

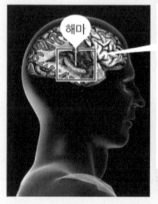

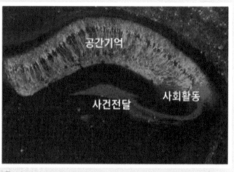

❶ 해마:뇌 중간 위치하며 공간기억(녹), 사회활동(적), 사건전달(청)기억을 담당한다.

❷ 반복행동이 참여 뉴런 간 시냅스연결로 기억회로를 형성한다.

설탕물 기억 실험 해마뉴런:

| 1일 후 | 10일 후 | 45일 후 |
|---|---|---|

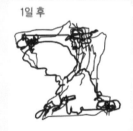 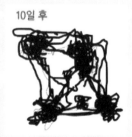 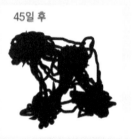

자료:사이언스 저널

기억 실험

## 모든 질병의 원인, 스트레스를 피하라.

스트레스를 받으면 우리 몸에서 호르몬(코티솔)이 나오게 되는데 적절하게 분비되면 큰 문제가 없지만, 과잉 분비되면 뇌의 기억 담당 중추인 해마의 뇌세포가 파괴된다. 노년의 만성적 스트레스는 치매를 불러온다. 현대인들이 살아가면서 받는 대표적인 스트레스 가운데 가족의 죽음, 이혼, 별거, 친구와의 헤어짐 등이 있다. 또한 격리 스트레스, '외로움'은 치매를 부른다. 스스로를 고립시키는 것은 더 큰 스트레스를 양산한다. 위궤양, 동맥경화증, 고혈압, 과민성대장염, 관절염, 천식, 신경질환 등이 대표적인 스트레스성 질환이다. 긍정적인 삶을 이어가려면 외부활동을 자주하는 편이 좋다. 햇빛과 신선한 공기, 하루 7-8시간의 충분한 수면이 쉽고 빠르게 스트레스를 푸는 방법이다.

## 최고의 스트레스란?

'혼자되는 것이다.' 세상에 홀로 남은 '격리 스트레스'가 뇌에 치명적이다. 우리의 초핵가족화도 악화의 원인이기도 하다. 어떤 사람들은 스트레스를 덜 받으려고 혼자만의 성을 쌓는데 이것이 더 위험할 수도 있다. 사회로부터 격리되고 폐쇄되면 대뇌 신경세포가 전체적으로 활성화되지 않고 억제중추만 활성화된다. 더 많은 스트레스를 받게 되는 것이다. 우리 사회에 '기러기 아빠'가 많아져서 큰일이다. 싱글족이 늘어나는 것은 좋은 징조가 아니며 또한 반려동물들이 늘어나는 것도 좋은 징조가 아닌 것이다.

# 조기 진단으로 치매(인지장애)를 극복하기

현재 치매는 막연하게 **'불치의 병'**으로 치부되고 있다. 그러나 정기적인 검진을 통해 조기에 발견된 초기 경도 치매는 완치가 가능하며, 중증 치매도 진행속도를 늦출 수 있다.

중앙치매센터에 따르면, 조기진단으로 꾸준히 치매 약을 복용하며, 그렇지 못한 환자에 비해 20년 후 치매 유병률이 80%까지 낮아진다고 한다. 더욱이 치매증세가 심해지면 요양시설에 입원하게 되는데, 조기에 약물치료를 시행하면 5년 후 요양 시설 입원율이 65%에서 10%로 떨어진다고 한다.

치매증상이 시작되는 평균 나이는 약 70~75세이다. 치매의 싹이 치매로 나타나기까지 약 20여년이 걸린다는 점을 감안하면 50세부터 이미 뇌 속에서 아밀로이드가 쌓이기 시작했다고 볼 수 있다. 치매를 예방하려면 젊었을 때부터 시작해야 한다. 치매는 어느 날 갑자기 발병하는 것이 아니기 때문이다. 알츠하이머의 경우 적어도 40, 50대부터 생활습관 개선과 예방치료로 뇌를 건강하게 유지해야 한다. 건강하고 정상적인 40, 50대 가운데 약 80%가, 이미 치매를 향해 가기 시작한다고 봐야한다. 뇌 건강을 지키려면 예방주사를 맞는 것처럼 당장 **잘못된 생활습관**을 바꾸어야 한다.

# 약물치료의 원칙

약물을 사용할 증상을 확인해야 한다. 증상은 한 가지만 나타나는 것이 아니고, 여러 가지 증상이 복합적으로 나타나는 경우가 많기 때문에 전문적인 고려가 필요하다. 대체로 정신행동증상에 대한 약물치료의 효과는 좋은 편이지만, 모든 증상에 대해 같은 효과를 가지는 가지는 것은 아니다. 예를 들어 환청이나 망상은 항정신성 약물에 대한 반응이 좋지만, 원인이 없는 '부산함' 등의 증상에 대한 항정신병 약물의 반응은 그리 좋은 편은 아니다. 구체적으로 어떤 약물을 어느정도 용량으로 사용할지는 환자의 나이, 신체적 건강 상태, 증상의 심각성을 고려한 전문가의 결정을 존중해야 한다.

적은 용량으로 시작하고, 효과가 나올 때까지 서서히 증량한다. 노인은 부작용에 민감하기에 특별한 주의가 필요하고 개인차가 크기에, 같은 용량이라도 개인별로 효과가 다르게 나타날 수 있다.

정신행동증상의 치료에는 항정신성 제재, 항우울제, 항불안제, 항경련제 등이 사용된다. 한가지 약물이 한가지 증상에만 효과가 있는 것은 아니다. 예를 들어 공격성의 경우, 항경련제, 항정신제, 항불안제 모두 효과가 있다. 따라서 환자가 공격성을 보이는 경우 얼마나 심한 공격성이냐, 만성적이냐 혹은 간헐적이냐, 특정 약물을 사용할 수 없는 신체질환을 가지고 있느냐 등 여러가지 상황을 고려하여 약물을 선정한다. 경우에 따라서는 두 세가지 약물을 병합하여 사용하기도 한다.

# 치매(인지장애) 치료 약제

현상태에서 현대의학으로 치매를 완전히 치료하는 것은 불가능 하며 예방할 수도 없다. 정신질환에 사용되는 항정신병 치료제는 환각이나 망상 등 정신병적 증상과 불안, 불면증, 우울증에 유효하다. 그리고 가급적이면 약물에 의존하지 않고 증상을 완화할 수 있는 대책을 세워야 하며 현재 환자에게 남아 있는 기능을 유지할 수 있도록 하는 것이 무엇보다도 중요하다.

치매 증상을 완화시키는 약물에는 아세틸콜린 분해효소억제제제와 NMDA 수용체(N-Methyl-D-Asparate receptor) 길항제가 있다. 치매환자에서는 인지기능과 연관된 아세틸콜린을 분비하는 신경세포가 파괴되면서 기억력을 비롯한 인지기능이 떨어지게 된다. 약물은 병의 진행을 막을 수는 없으나, 그 경과를 약 6개월에서 2년 정도 늦출 수 있으며, 병의 초기와 중기에 약물 효과가 크다고 알려져 있다.

약물요법으로는 증상에 변화가 없더라도 증상의 진행은 억제되고 있다. 복용을 중단하면 증상이 갑자기 악화되는 경우가 있으므로, 자기 진단으로 임의로 중지하지 말고 주치의와 상담을 통해 치료받는 것이 중요하다.

# 아리셉트(도네페질염신염)

알츠하이머성 치매와 루이체형 치매환자는 뇌신경전달 물질의 하나인 아세틸콜린이 뇌에서 감소하고 있다. 이에 뇌에서 아세틸콜린을 분해하는 효소인 아세틸콜린 에스테라제의 작용을 억제하여 뇌에서 아세틸콜린의 농도를 높여 신경전달을 돕는 약제이다.

치매의 주변증상인 의욕저하, 무관심, 우울증 증상의 개선효과가 인정되고 있고, 또한 루이체형 치매에 적용되는 유일한 약이다.

부작용으로 식욕부진, 메스꺼움, 구토, 설사 등의 소화기 증상과 정신증상을 악화시켜 흥분, 불안을 유발하기도 하는데 이는, 뇌에 아세틸콜린이 증가되었기 때문에 신경세포가 자극된 결과로 생각된다.

1일 1회 취침 전 복용을 원칙으로 하며 신체상태가 익숙해지면 자연스럽게 양을 감소시킬 수 있다. 최근 붙이는 타입으로 '리버스티구민' 패치가 판매되고 있다.

뇌의 아세틸콜린을 조절하는 효소는 아세틸콜린 에스테라제와 부티릴콜린 에스테라제 등 2종류가 있는데, 리버스티구민 패치는 2종류를 다 억제한다는 특징이 있다. 붙이는 약의 장점은 약물 성분이 외부에서 서서히 흡수되기에 혈중 농도 변동이 적고, 부작용이 나타날 경우 패치 제거가 용이하다는 장점이 있다.

# 메만틴

중증 및 고도의 알츠하이머치매의 진행을 억제하는 약물이다. 글루타민산은 뇌에서 기억과 학습에 관련된 신경전달 물질이며 치매환자의 뇌에는 비정상적인 단백질에 의해 글루타민산이 과잉상태로 인해 신경세포가 사멸되어 기억하기가 곤란해진다고 판단된다.

따라서 메만틴은 글루타민산의 과잉방출을 억제하는 작용기전을 가졌으며 아세틸콜린을 분해하는 아세틸콜린 에스테라제의 작용을 억제하는 다른 치매 약물(도네페질염산염)과 병용이 가능하며 병용 시 시너지 효과를 얻을 수 있다.

부작용으로 복용초기에 현기증이 많이 발생하며, 익숙한 장소에서 갑자기 넘어져 골절을 입을 수 있으며 그 외 두통, 온종일 졸린상태, 식욕부진, 변비, 혈압상승, 경련, 실신 등이 있으므로, 복용초기에는 세밀한 신체 상태의 관찰이 요구된다.

## 1) 치매치료는 어떻게?

### 완치가 가능한 치매

치매의 10~15% 정도는 원인 질환을 적절히 치료함으로써
완치될 수 있다.
(예: 갑상선기능저하증에서의 갑상선호르몬 치료)

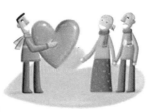

### 알츠하이머병

증상을 완화시키고 진행을 지
연시킬 수 있는 약(아세틸콜린
분해효소 억제제)은 약 6개월에서
2년 정도 병의 진행을 늦추는 효과가
있습니다.
또한 NMDA 수용체 길항제가 사용되기도
합니다. 정신 행동증상은 주변 환경 또는 신
체질환 등의 발생요일을 교정해주는 것이 중
요하며 적절한 신경 정신과적 약물 투여를
통해 호전될 수 있다.

### 혈관성 치매

고혈압, 당뇨, 고지혈증, 심
장질환, 비만, 흡연 등, 혈관
성 위험요인을 철저히 관리하
고 치료함으로써 뇌혈관 질
환을 예방하는 것이 중요합
니다.

## 2) 복지부 치매국가책임제 실천 방안

(원스톱 치매관리 서비스를 제공하기 위해, 전국 보건소에 치매 안심센터 256곳 설치 · 운영)

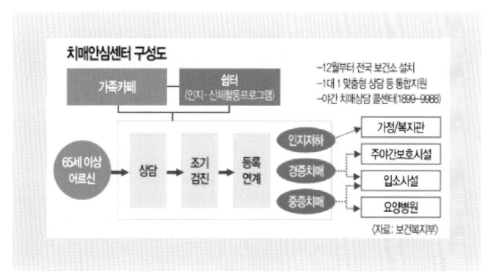

치매국가책임제

# 요양원의 나날들

## 01

*늙어가는 시간은 모든 것을 가르친다.* _아이스킬로스

# 요양병원의
# 구성

## 1. 이 곳 요양병원 소개

- 도심 속 자연, 사계절을 느낄 수 있는 곳
- 정신병동 어언 40년, 시설은 약간 노후되었지만, 그동안의 경험이 축적되어 있는 곳
- 요양병원 개원 4년여, 희귀병, 알코올성치매, 중증치매, 정신병과 연계된 복합치매 등 어렵고, 심한 환자들을 돌보는 곳
- 치매환자분들에게, 영양·급식은 특히 중요하기에 기본되는 간장, 된장을 직접 장독에서 담구어 제공하는 곳 : 약식동원(藥食同源),
- 병원 내 사진촬영

환자분들의 "프라이버시"가 침해되지 않는 범위 내에서 촬영이 쉽지 않았지만, 독자들의 가슴에 와 닿을 수 있도록, 최대한 사실에 입각해 찍었습니다.

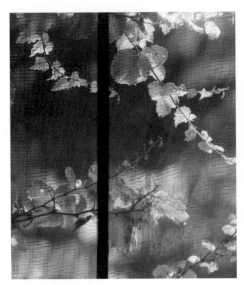

진료실 앞 신록

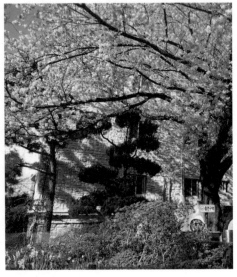

앞 마당

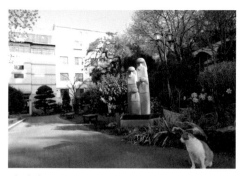
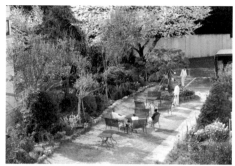

앞 마당

## 2. 환한 미소들

그들의 미소는 천진무구의 영혼으로 살다간 "천상병"시인의 귀천(歸天)처럼 때 묻음
없이 순수하다.

나 하늘로 돌아가리라
새벽빛 와 닿으면 스러지는
이슬 더불어 손에 손을 잡고

나 하늘로 돌아가리라
노을 빛 함께 단 둘이서
기슭에서 놀다가 구름 손짓하면은,

나 하늘로 돌아가리라
아름다운 이세상 소풍 끝내는 날
가서, 아름다웠더라고 말하리라……

– 천상병 귀천(歸天) –

환자들의 환한 미소

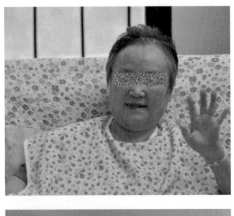
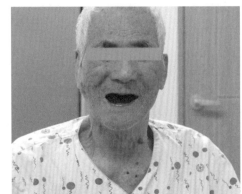
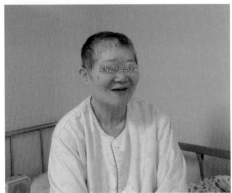
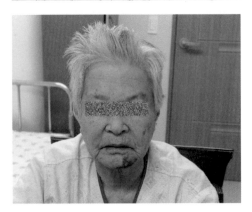

## 3. 요양병원 의사

– 우리집 옆에 요양병원? 무슨소리?


– 요양병원, 25년만에 **"생활적폐"**로 전략, 요양병원에 무슨일이…

– 허위진료, 불필요한 장기입원, 건강보험장기악화, 고가의 비급여, 그리고 밀양세
　종요양병원 대형화재사고 등…


– 우리나라 **요양시설 국립화**는 전체의 **2% 불과**, 이에 비해 영국 20%, 스웨덴 89%

– 그러나 요양병원은 아름다운 마무리를 위한 마지막 보류이다. 나이 드신 분들이
　**"생의 끝자락"**을 마무리 하면서, 머무는 곳이고 품위를 유지하면서, 편안하게 '생'
　을 정리할 수 있도록 돕는 것이 요양병원 의사들의 직분이다.
　그러니 사명감을 가지고, 하는 데까지 할 수 밖에…

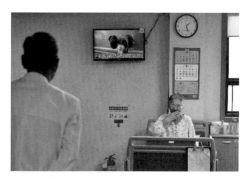
아침 회진

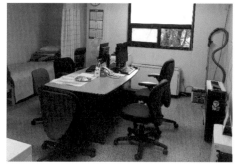
회의실

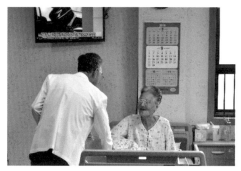
아침 회진

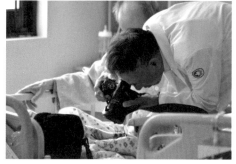
사진으로 진찰기록 남기기

## 4. 간호사

– "간호사 대란"

뽑으면 다 서울로… 지방병원들은 ?

전체 35만, 현역16만, 평균근무 5.4년

중소병원 이직률 22%에 비해, 대형병원은 9%이다.


– 요양병원 당직 간호사 기준 완화 되어야…

– 힘든 업무지만, 요양병원 근무 간호사들은 "전인간호"를 하는 마음 따뜻한 **"백의의**
**천사"**들이다.

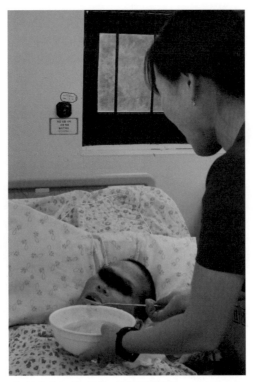

매끼 '식사 수발' 해주는 "백의의 천사"

## 5. 요양사

- 명시된 업무 : 의사 또는 간호사의 지시에 의해, 청결 유지, 식사와 복약보조, 운동, 정서적 지원, 환경관리 및 일상생활 지원.

- **그들이 있기에 요양병원이 유지된다.**

- **"주주야야휴휴"**(하루12시간씩, 한달에 8일 휴무): (주: 주간근무, 야: 야간근무, 휴; 휴무)
: 6시기상, 7:20 아침식사 시중, 9시 기저귀 교환, 9:20 목욕, 12:00 점심식사 시중, 2:20 기저귀 교환, 3:00 간식, 5:10 저녁식사 시중, 6시 소등, 저녁 7:30 기저귀 교환, 밤 11:20 기저귀 교환, 틈틈히 개인위생(세수, 양치, 머리감기, 목욕) 도와주기, 필요한 응급처치들

- 현재 41만 명이 활동, 평균 나이 61세, 95% **기간제 비정규직**(한달 월급 180만원 정도)

- 생명이 단축되는 노동, 요번 쉬는 날엔 "침 맞으러 가야지"

- 요양사 처우 개선 절실

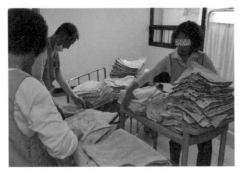

세탁물 정리

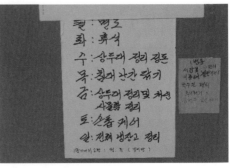

어느 조선족 요양 보호사의 메모

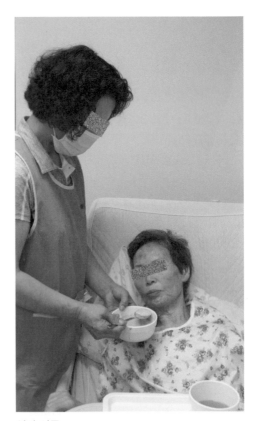

식사 시중

## 6. 입원실

– 거동이 불편하신 노인들이 제일 살고 싶은 곳은 **"방문간호를 받으면서 자기 집에서 살고 싶다"**

– 현재 전국 요양병원 1,400여개, **전체 의료기관 병상수의 40%**를 차지

– 새로운 병실 기준:
병실 면적이 넓어지고(4.3→6.3m²), 병상간격 늘어난다(1.0→1.5m). 손씻기, 환기시설, 휠체어 이동공간, 안전손잡이, 비상연락 장치, 스프링 쿨러 설치, 자동화재 속보시설은 필수

– 병실 보험료
급성기(일반)병원은 2인실까지 의료보험 급여화, 반면 요양병원은 상급병실료 전액, 환자부담으로 **"차별"**

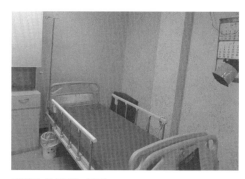
개인당 주어지는 공간

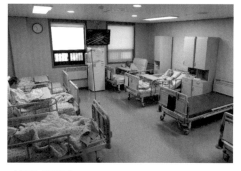
다인용 입원실

# 7. 환자면담

- 현상태를 파악하고, 올바른 치료방향을 제시해주는 "뇌에 대한 청진기"
- 성장과정은 저학력이 많았고, 어릴적부터 어머님이 계시지 않은(혹은 계모나 누님의 보살핌) 경우가 많았다.

첫 면담 후

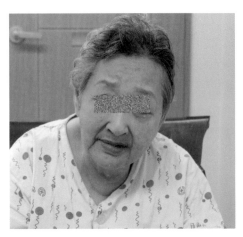
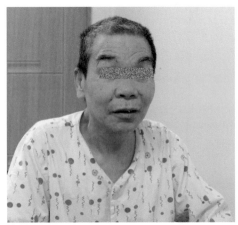
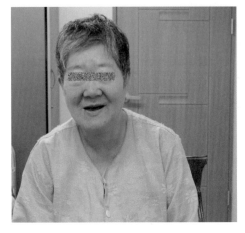
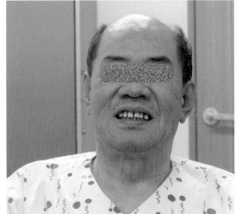

## 8. 밖으로 나가려는 환자

원칙으로서, 환자는 보호자가 면회를 와야, 외출이 가능하다.

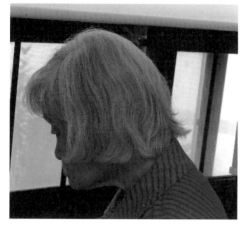
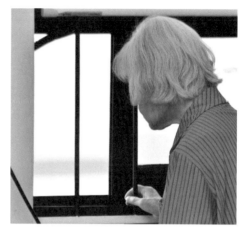

애타게 바깥만, 하염없이 쳐다보고 있다.

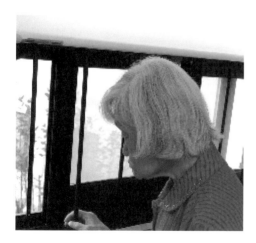
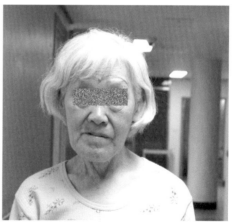

# 9. 행려환자

무연고, 노숙자, "살아있는 유령" : 행려환자들

국가에서 병원비를 내어주는 '의료급여제도'로 구청에서 관리('형제복지원'사건 이후)
그러나 그들의 생명력은 누구나 강하다.

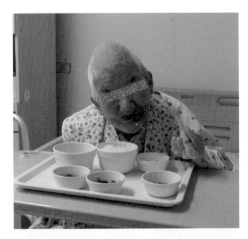 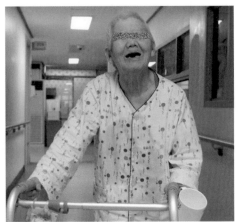

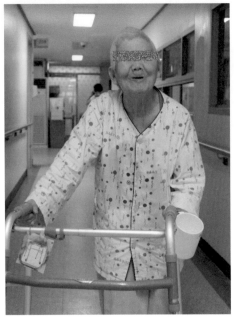 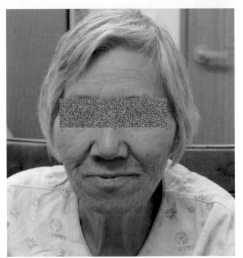

우리 곁의 치매 *Dementia, Close to us*

# 10. 희귀병 환자

원인불명의 빠르고 연속적인 발과 고개의 진전, 괴성, 그리고 자신의 몸을 이빨로 물어뜯는 행위들

그 외 무도병(Huntington's chorea) 환자들

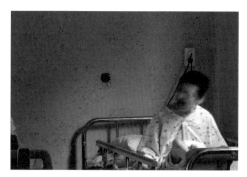

목과 두부의 진전(tremor)

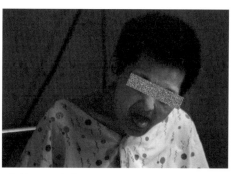

진전(tremor) 후 지친 모습

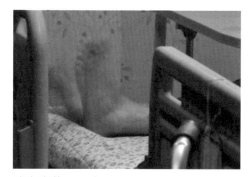

발의 진전(tremor)

## 02

*노인이 되어 참을 수 없는 것은 육체나 정신의 쇠약함이 아니고,*
*기억의 무게에 견디어내는 일이다.* _W.S.몸

# 요양병원의
# 활동

## 1. DNR (연명치료거부, Do Not Resuscitate)

입원할 때 보호자분들께 설명 드리고 받게되는, 심정지 시 심폐소생술을 하지 않는다
는 동의서

### DNR 동의서 [연명치료 중지]

| 등록번호 | | 성 명 | | 성별/연령 | |
|---|---|---|---|---|---|
| 병 실 | | 담당의 | | | |

⬛⬛⬛ 요양병원 환자인_____은(는) 갑작스런 심폐정지 등의 응급상황이 발생하더라
도 환자의 인격과 존엄성에 위배되지 않고 치료 과정에서 수반되는 불필요한 고통을 겪지
않도록 하는 차원에서 아래 사항을 시행하지 않는 것에 동의합니다.

1. 심폐소생술을 시행하지 않습니다.
2. 기도 삽관시행과 인공호흡기 사용을 하지 않겠습니다.
3. 승압제(혈압상승작용) 및 적극적인 약물 치료를 하지 않겠습니다.
4. 환자가 고령으로 수반되는 다발적 장기부전이나 합병증 및 응급상황이 발생할 수 있으
   며, 이로 인한 타 병원 (종합병원, 대학병원)으로의 전원을 원하지 않으며 자연적 임종을
   원합니다.
5. 상기 1-4항까지 내용에 대하여 타 보호자를 대표하여 동의합니다.
   상기사항 등에 대하여 충분한 설명을 들었으며 동의합니다.

차후 이 일로 인해 발생되는 모든 민,형사상 문제제기를 하지 않을 것을 약속합니다.

　　　　　　　　　　　　　　 의사_____ (서명 또는 날인)

| 보호자가 서명하게 된 사유 | 20 년 월 일 시 분 |
|---|---|
| □ 20세 미만의 미성년자의 경우<br>□ 환자의 신체•정신적 장애로 인하여 약정 내용에<br>　 대하여 이해하지 못함<br>□ 설명하는 것이 환자의 심신에 중대한 나쁜 영향을<br>　 미칠것이 명백함<br>□ 환자 본인이 승낙에 관한 권한을 특정인에게 위임함<br>□ 기타 | 본인(환자명): 　　　　　　 (서명)<br><br>보호자<br>(환자와의 관계: 　　) 　　 (서명) |

심폐소생술 치료 거부

## 2. 식사

**약식동원**(藥食同源) : 건강한 식단 : 음식으로 병을 치료할 수 있고, 음식이 약이 될 수 있다.

그들의 매끼 식사에 대한 개념은 거의 "종교의식"에 가까울 정도로, 엄숙하다(드셔야 생존하기 때문인지). 특히 보행이 안 되는 와상환자 분들은…

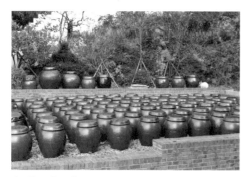

숨쉬는 장독대

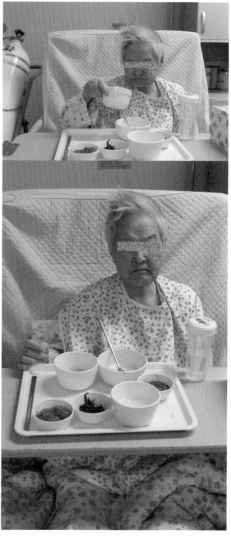

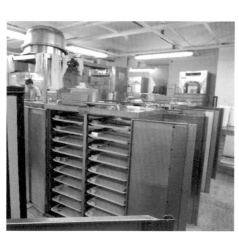

550명 환자분들을 위한 빠르고 정확한 식단준비

먹어야산다 (필요시 산소흡입을 하면서도)

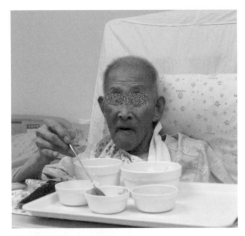
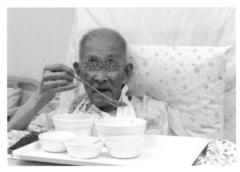

식사를 즐기시는 모습

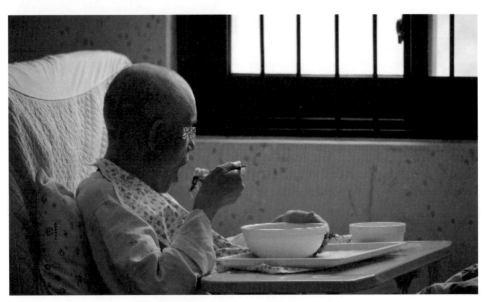

환자분들의 식사량이나, 식사하시는 모습으로 환자 상태를 판단할 수 있다.
(특히 걸을 수 없는 와상환자에서)

# 3. 콧줄

## 1) 전국 콧줄 급식 환자 수 : 4만 명

식사량 감소, 만성 연하 곤란, 상부 소화관 폐색의 경우에 해당된다. 영양과 수분을
공급하게 되며, 2-3주마다 콧줄을 교체한다.

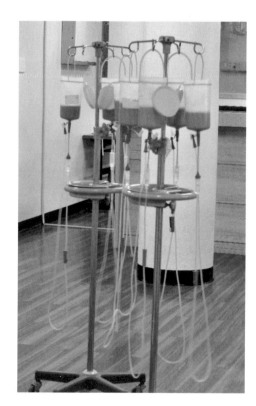

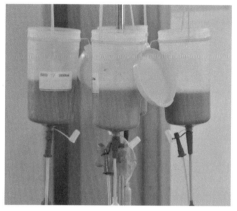

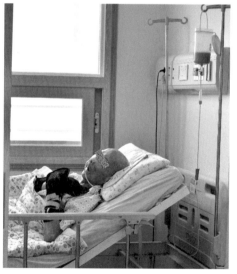

중환자실 콧줄 급식

## 2) 콧줄을 끼는 이유 :

말기치매로 진행되면, 식사에 대한 개념이 없어져, 숟가락을 드는 것도 모르고, 입안에 떠 넣어주어도 입안에 머금고만 있고, 삼키지 못한다.

연하(삼킴)장애가 생겨 음식이나 침이 기도로 넘어가면, 치명적인 폐렴이 발생할 가능성이 높기에 예방 목적으로 하게 된다.

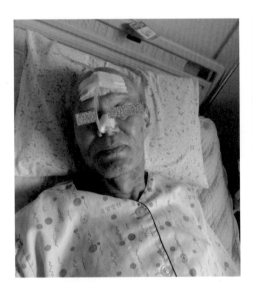
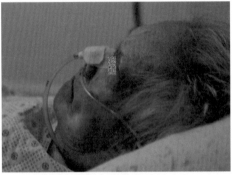
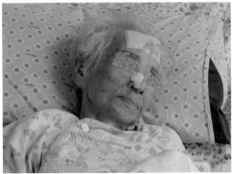

## 4. 기저귀

- 기저귀는 아기들이 차는 것이다.
- 기저귀를 차게 되면 "난 이제 끝이구나" 더 이상 인생에서 쓸모가 없구나'라는 자괴감으로 환자는 희망을 잃게 될 수도 있다.

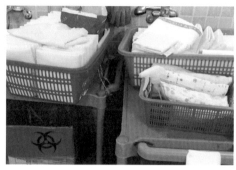

하루 최소 4번의 기저귀 교환

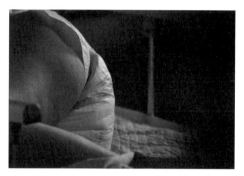

기저귀

## 5. 억제대

- 환자의 안전이냐? 인권이냐?
- 섬망, 폭력, 낙상, 자해의 예방, 생명 유지 장치(콧줄, 링거액 등) 보호 목적으로 손목, 발목, 몸통을 일시적으로 고정시키는 목적이다.
- 환자 인권을 위한 "환자 존엄 케어"의 방법으로서 **"4무(無) 2탈(脫)"**이 제시되고 있다.

  즉, 4무 : 와상, 낙상, 욕창, 냄새가 없을 것

  2탈 : 기저귀, 억제대가 없을 것

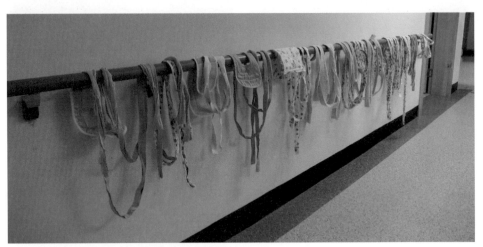

여러종류(팔, 다리, 몸통)의 억제대를 말리고 있다.

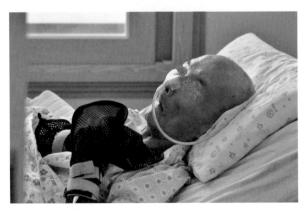

콧줄 빼기 방지용 억제대

## '기억을 잃어버려도, 인생을 잃어버린 것은 아닙니다'

- 최소한의 사용, 의사처방이 있어야, 보호자의 동의하에 실시 된다.

 8시간마다 재평가, 2시간 마다 묶여진 손발의 혈액순환을 고려해야 한다.

 그러나 부족한 인력 문제로…

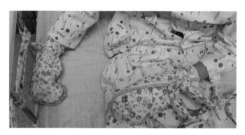 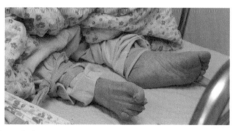

폭력, 난동, 자해의 위험으로 일시적으로 억제대를 하고 있다.

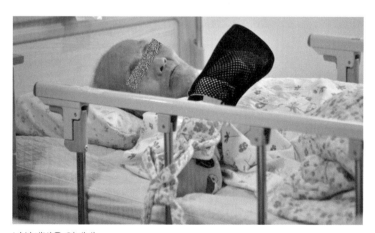

낙상예방용 억제대

## 6. 운동(보행)

요양병원 시설은 "극"과 "극"이다.

예를 들어 헬스클럽 시설이나 재활 시설을 잘 갖춘 곳이 있는 반면, 환자를 종일 침대에 방치해두는 시설도 있다.

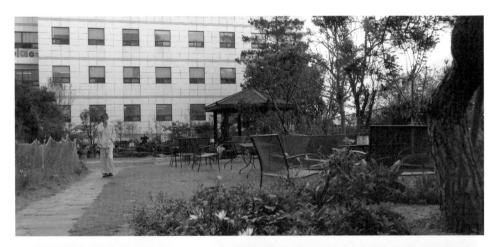

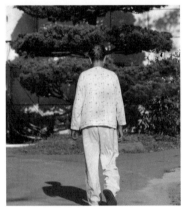 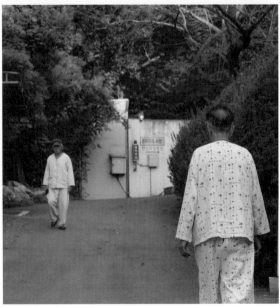

아침, 저녁으로 규칙적인 운동을 하시는 환자들

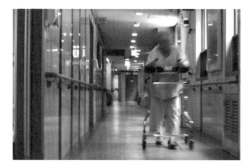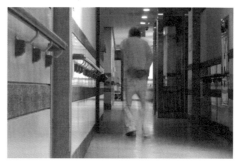

실내보행운동 : 비록 힘든 걸음이지만, 보행기를 의지해서라도 걷고 있다.

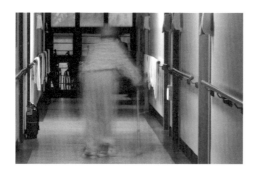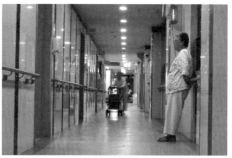

실내 보행 운동

# 7. 목욕

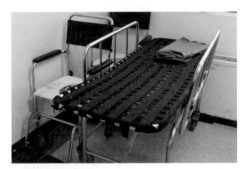

환자 목욕용 침대

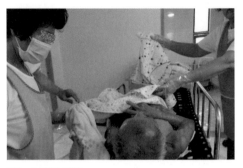

주1~2회의 목욕

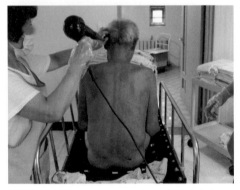

성적 수치심이나, 당사자들의 인격이 무시된다고
느낄 수도 있다.

# 8. 약

- 요양병원 치매환자, 돌봄 대신 **약물 과잉처방**, 인력부족을 이유로……
- 요양병원 항우울제 처방 4년 사이 2배 증가
- 평균 약물 개수 : 환자당 미국 2~6개, 한국 8~12개
- 고령환자에게 부적절한 처방 : 41.2% 나 되는 것으로 판명되기도

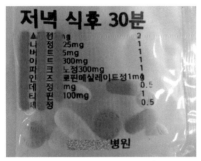

환자의 증세변화에 따라 조금씩 처방을 변경해야 한다.

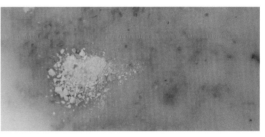

약물 섭취 거부나 삼키기 어려운 경우, 죽에 타서 복용

# 9. 침

- 한방요법
- 일침, 이구(뜸), 삼약(一鍼, 二灸, 三藥)
- 침은 쇠를 이용하여, 기혈의 상하좌우를 조절하여 내부 장부에 저장되어 있는 에너지를 빼내어 혈자리의 수기를 보충하는 것
- 부항요법 : 어혈해소 및 혈류 개선 효과

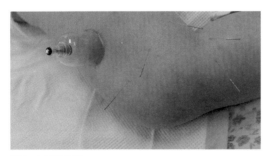

침술과 부항요법

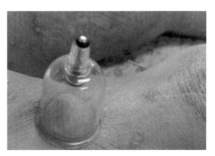

부항요법

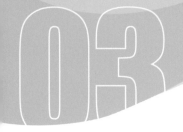

# 요양병원에서의 휴식

## 1. 휴식

### 1) 망중한

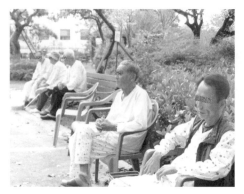

담소와 햇빛쬐기

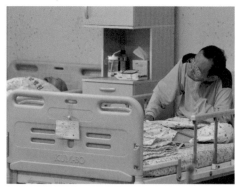

TV뉴스를 보면서….

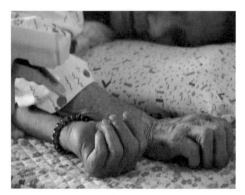

나를 지켜주는 염주

## 2) 각자의 휴식 시간들

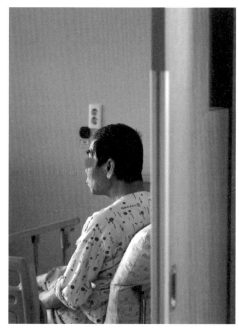

바깥을 보면서…

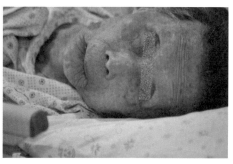

와상환자

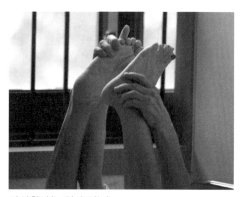

와상환자(누워만 있는)

## 2. 환자면회

### 1) 가족면회
고령화 사회 명절 풍경, '고향집' 대신 '요양병원'으로

### 2) 피해야 하는 음식이나 선물
떡, 사탕, 젤리(사래 들려 흡입성 폐렴이 우려되기에)

꽃, 화분(알레르기나 외부세균 유입)

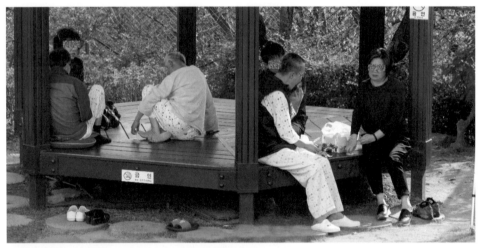

단란한 휴일 면회 장면

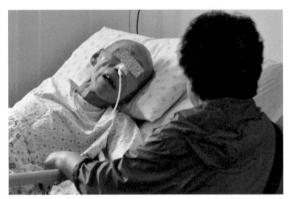

중환자실 면회
(지금 당장 그 땅 팔아랏!... 자신은 삼키지 못해 콧줄 끼우고
있지만, 의식은 명료한 상태에서, 남은 가족 걱정에⋯)

오랜 가뭄으로 갈라진 논 바닥에, 쏟아질 비를 기다리는 것처럼

그들은 하염없이 기다린다,

가족이 면회 오기를…


무슨 사연이 있길래…….

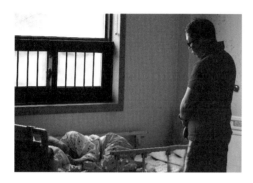 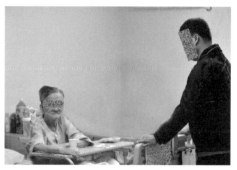

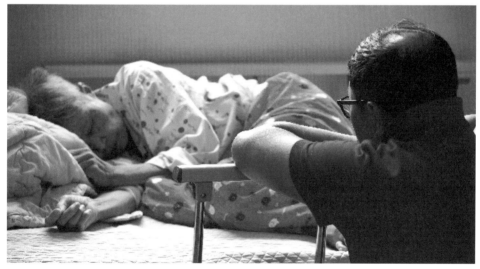

## 3. 노래자랑

일주일에 두 번
친교와 흥을 돋구는 데는 역시, 노래와 춤

가장 흔한 레퍼토리는 '울고 넘는 박달재', '고향무정', '유정천리'…

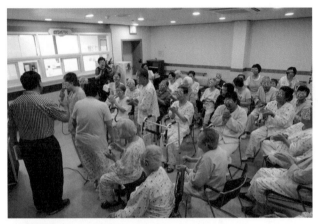

노래 교실

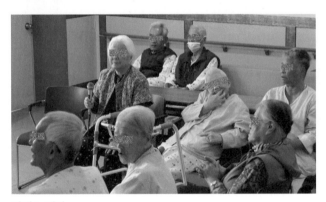

자체 노래방

## 4. 끽연

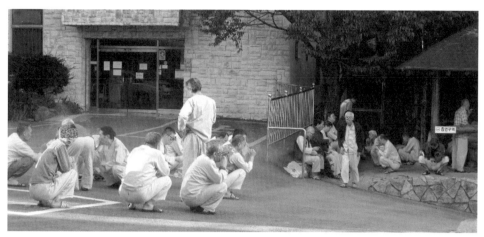

옆마당 정신병동의 끽연 장면들, 남자 환자들

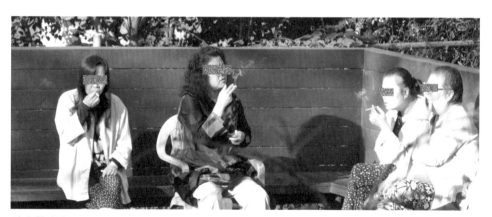

여자 환자들

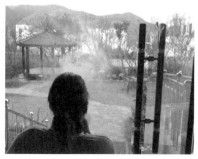

아침마다 젊은 여자환자는 전자담배를 즐기고….

## 5. 화투, 그림 그리기

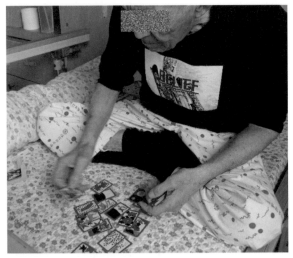

치매가 더 이상 진행되지 않도록, 화투나 숫자 곱하기로 뇌 운동 하기도…

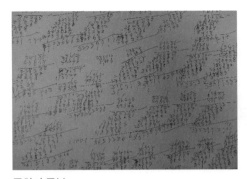

곱하기 공부

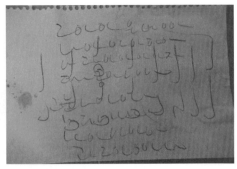

어디든 종이가 있으면, 그림을 그린다.

# 6. 싸움

사소한 것에 마음이 상해서 그러나 대부분의 다툼은 금방 끝이 난다.

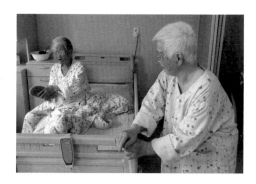 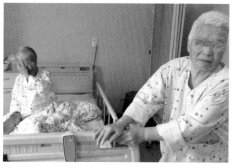

# 7. 이발

미용 서비스 :

재능 기부 자원 봉사자들 :

"머리가 곱게 나와 고맙다" 란 말 한마디면 "족해요~~"

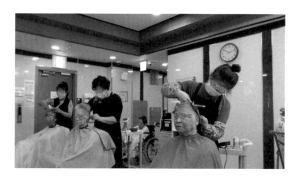 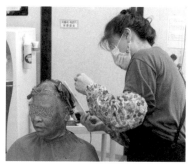

# 요양병원의
# 관심질환

## 1. 치아

### 1) 치아

– 그들은 '자기 표현'을 잃어버렸다

– 고령환자의 대부분은 치아가 없어서, 무슨 말씀을 하시는지 알아들을 수가 없다.

"물 한모금"을 드시게 한 후, 이야기하면, 발음이 훨씬 나아진다.

– **"빙산의 일각"**처럼, 파 묻혀 있는 밑둥치를 찾아야, 마음을 열고 서서히 다가온다.

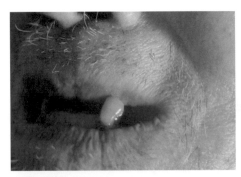
남은 마지막 치아 하나

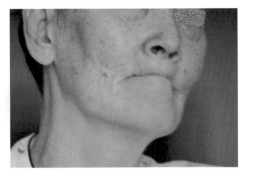

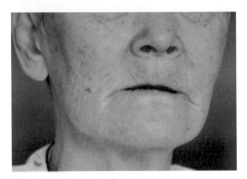
치아가 없는 "얼굴표정"

## 2) 칫솔질

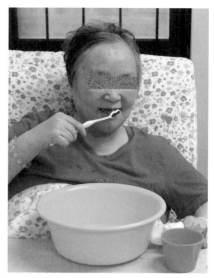

걸어 다니지 못하는 와상환자지만, 열심히
치솔질을 하는 모습

## 2. 욕창

욕창 : **"저승사자"** "공포의 대상"

뼈 돌기부위의 순환장애, 욕창 발생 촉진 요소는 높은 습도, 하지마비, 저알부민 혈
증, 수면 유도제 과다 등이다.

‒ 욕창은 치료진, 특히 '간호사의 수치'라는 인식이 강하다.
‒ 하지마비 환자는 2시간마다 체위 변경을 해주어야 한다.

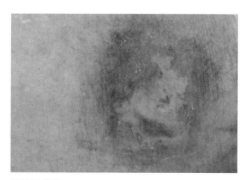

2단계 욕창

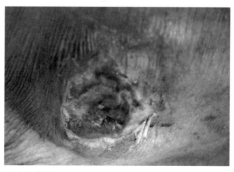

3단계 욕창

## 3. 골절

와상 상태가 되면

- 뼈가 약해질대로 약해져, 경미한 손상에도 쉽게 골절이 된다.
- '암'보다 더 무서운 노인 골절

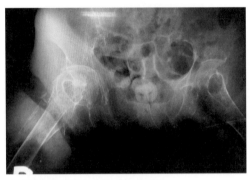

와상환자에서의 고관절 골절, 우측

## 4. 폐렴

**"노인 삶의 종착점"**; 폐렴

요양원 사망원인의 1/3

노인성 폐렴은 기침, 발열없이, 무증상, 무기력, 식욕부진, 의식저하, 근육통 등의 경미한 증상이다. 치료를 해도 사망률이 12~14%이며, MRSA (메티시린 항생제 내성포도상구균)이 흔한 원인균이다.

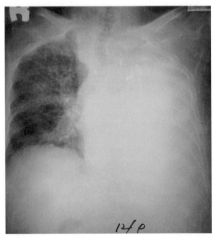

급성 폐렴으로 왼쪽 폐 전체가 하얗게 변했다.

## 5. 발톱무좀

상당수의 환자에서 발톱무좀이 나타난다.

그 이유로서 :

(1) 감염성이 있다. (여러 환자에게 같은 발톱 깎이 사용이 원인)

(2) 4~5일마다, 자주 깎아 주는 것이 원칙이다.

(3) 일부는 항정신 약제에 의해서이다.

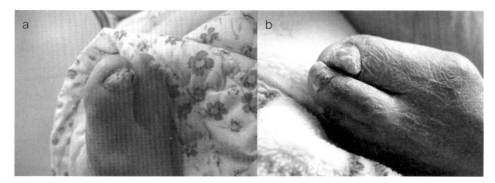

빠지기 직전의 발톱

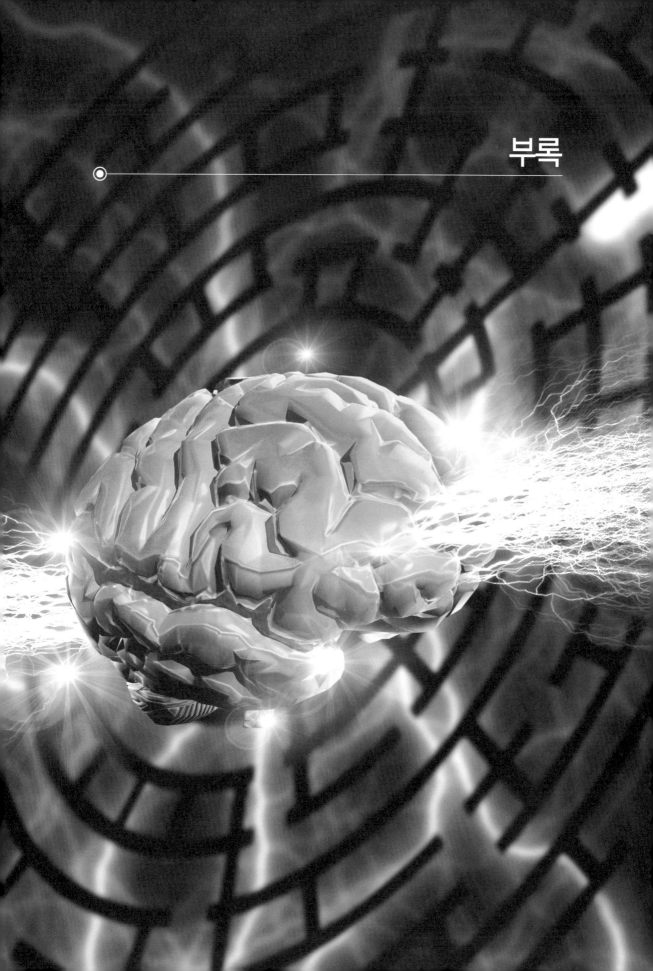
부록

부록

김 종길*

## 치매(인지장애)의 약물 치료

### 1. 약물요법에 앞서 알아둘 몇 가지 사실들

치매를 일으키는 원인들이 날로 증가하는데 적어도 80가지 이상이다. 가장 빈번한 3가지 원인이 알츠하이머병, 혈관성 치매, 루이체 치매이다. 알츠하이머병은 서서히 진행하는 형이고, 혈관성은 뇌경색(중풍) 같이 갑작스런 발병 후에 오는 후유장애, 루이체 치매는 조용한 형이 아니라 감정적이고 문제를 일으키는 형으로 드문 편이다. 이 질환은 만성적 진행이기 때문에 일관성, 지속성, 효율적 대처가 강조되는 병이다. 아울러 병뿐만이 아니라 법률적인 문제, 윤리적인 문제, 사회적인 문제들이 뒤섞이는 복잡한 병이기도 하다. 의사의 일은 의학적 모델로 개개인의 특성에 맞추어서 시행해야만 할 것이다. 치료를 요약하여 말하면 1) 약물로 의한 증상완화와 진행의 완화 2) 지속적이고 일관성 있는 치료 3) 환자와 가족의 정신적 치료와 사회적 종합적 치료 접근이 요구된다.

치료 전에 시행되는 우선 중요한 일은 정확한 진단이다. 가성치매, 가령 우울증이 심하여 치매로 잘못 판단되는 경우, 뇌 속의 압력은 정상이면서 수두증이 있는 경우는 치매같이 보이면서 나이에 맞지 않게 소변실금이 초기부터 있는 경우이다. 이런 경우는 항우울제 투여나 수술로 완치가 가능한 병이다. 가역적인 질병인 점에서 감별이 중요하나

흔한 경우는 아니다. 치매 치료약물은 불행하게도 아직까지 효과적으로 입증된 약물이 없는 현실이지만, 다년간의 경험을 통해 볼 때 더 진행을 멈추거나 호전되는 경우도 자주 있다는 사실이 중요하다.

병인으로 보아 뇌기저부에 신경전달물질 중의 하나인 콜린이 결핍되어서 치매가 된다는 가설에서 뇌 안의 콜린을 증가시키는 방법이 고안되었다. 외부에서 콜린을 공급하는 방법과 콜린을 분해하는 효소를 감소시킴으로써 뇌 속의 콜린의 농도 유지를 해주는 방법이 그것들이다. 전형적인 콜린분해효소억제제의 효과는 알츠하이머형 환자의 초, 중기에서 25~40%의 효과를 보인다. 중기까지는 약물효과가 있으나 말기 상태는 약물치료보다는 간호와 지지적인 치료가 더 중요해 진다. 그래서 조기 발견이 중요하다. 흔한 치료제로는 타크린(tacrine), 도네페질(donepezil), 리바스타그민(rivastagmin), MAO-B 차단제인 세레질린(selegiline), 혈관확장제, 뇌영양제 등이다. 영양보조식품인 비타민, 여성호르몬 등도 인지기능 회복에 도움이 된다. 행동장애문제(환각, 섬망 등) 시에는 항정신병제인 리스페리돈(risperidon), 올란자핀(olanzapin)을 사용할 수 있고 항우울제(fluoxetine, sertaline, paroxetine 등), 항불안제(lorazepam), 수면제를 추가할 수 있는데, 이들의 선택은 환자의 병상에 따른 특성에 따라 다르다.

## 2. 알츠하이머형 치매

육안 소견의 특징은 뇌영상 필름 소견으로 대뇌 피질의 위축, 뇌실의 확장이 관찰된다. 현미경 소견으로 전반적인 신경원의 소실, 신경원의 섬유층, 노인성 반점, 아밀로이드 혈관증 등이 보인다. 해마와 편도를 포함한 내측 측두엽에서 가장 심한 병리소견이 보인다. 밝혀진 염색체 이상은 19, 24, 14, 1이며 이와 관련된 APP (A베타), ApoE 및 프레제니린(presenilline : PS-1, PS-2)에 관련된 연구가 활발하다. 아세틸콜린(Acetylcholine)과 글루타메이트(glutamate)가 관여한다.

## 1) 인지기능 개선제

1993년 미국 FDA가 인정한 최초의 치료제는 타크린(tacrine)이 1세대인데, 콜린분해효소(Choline esterase)의 효과는 약 20~25%였다. 간의 독성으로 인해 3년 후, 2세대인 도네페질(Donepezil)이 등장한다. 2,000년 리바스티그민(Rivastigmine)이 승인되고, 2001년에는 갈란타민(Galantamine)이 유럽과 미국 FDA 승인을 받고 사용된다. 갈란타민은 니코틴 억제작용도 있다. 2003년에는 메만틴(Memantin)이 승인 받는다. 메만틴은 국내에서도 사용되고 있다.

### (1) 콜린성 약물

콜린성 신경의 두 수용체인 니코틴, 무스카린계에는 서로 상호작용으로 학습과 기억에 작용한다. 도네페질은 대표적인 콜린효소억제제(ChEI)로 부작용으로는 울렁거림, 설사, 불면, 구토, 근육통, 피로 식욕부진 등이다. 위산분비과다, 체중감소, 어지러움, 근육통, 근육량 감소도 있다. 투약 6개월 이후에 체중감소와 식욕부진이 심하면 중단 혹은 다른 약제로 전환이 필요하다. 불면증이 있으면 아침에 투여해도 좋다. 그래도 불면증이 계속되면 트라조돈을 첨가할 수 있다. 도네페질을 과량 복용하면 오심, 구토, 타액과다 분비, 저혈압, 서맥, 경련, 근육 약화가 올 수 있다. 따라서 저체중, 허약환자는 면밀히 관찰해야 한다. 보통 취침 전 5~10mg 투여한다. 시작은 5mg으로 하고 4-6주 후에 10mg으로 증량한다. 이 약물의 위장흡수는 음식의 영향을 받지 않는다. 기억력은 호전되나 뇌의 퇴행성 변화를 중지시키지는 않는다. 중등도 혹은 고도 진행 상태에는 메만틴(Memantine)과 병용한다.

리바스티그민(Rivastigmine, 상품명 -엑셀론)은 가성-비가역성, 선택적 AChEI이다. 부작용은 오심, 구토, 설사, 식욕저하, 체중감소, 소화장애, 위산분비 증가, 두통, 어지러움, 쇠약, 과다 발한 등이다. 과량복용 시 오심, 구토, 타액 분비 과다, 과다 발한, 저혈압, 순환부전, 서맥, 경련, 근육약화 등이 올 수 있다. 중단하였다가 투여 시는 처음 지침을 다시 지켜야 한다.

시작용량은 1.5mg 1일 2회로 시작하여 매 2주일마다 3mg씩 증량, 최대용량은 하루 12mg(6mg 2회)이다.

## (2) 글루타메이트 치료

글루타메이트는 흥분성 신경전달물질로 학습과 기억에 중요역할을 한다. 한편으로는 NMDA와 non-NMDA수용체를 통한 신경독성작용도 있어 수용체 기능을 고려하여 주의하여 투여한다. NMDA수용체 길항제인 메만틴이 중등도 이상의 치매에서 글루타메이트의 세포중독성을 막는 효과를 위해 사용되고 있다. 이 약은 신경독성을 차단하지만 학습과 기억에 필요한 수준의 글루타메이트의 생리작용을 방해하지는 않는다. 중등도, 고도의 알츠하이머에 대한 적응증을 획득하였다. 하루 2회 투여한다. 첫째 주는 아침 5mg, 둘째 주는 10mg으로 증량(5mg 2회: 아침, 저녁) 셋째 주는 10, 5mg으로 넷째 주는 10mg 2회 증량한다. 연하곤란 환자를 위한 액상제제도 있다.

## (3) 칼슘 통로 차단제

칼슘과잉이 알츠하이머병을 포함한 신경퇴행성질환의 병태생리로 제시되어 왔다. 저혈당, 저산소증, 신경흥분성 독성물질 분비 등의 최종 공통 경로가 과도한 칼슘 유입으로 인한 신경세포의 죽음으로 알려졌고, 이는 tau에서 신경섬유덩어리를 형성하는 변화와 연관되어 있다. 따라서 과도한 칼슘 유입을 예방하는 칼슘 통로 길항제가 치료제로 시도해 볼만하다. 니모디핀(Nimodipine), 니페디핀(Nifedipine)의 예방적 효과가 보고되고 있다.

## (4) 면역적 치료

인도메사딘(Indomethadine), 하이드록시클로퀸(hydoxychloquine), 콜키친(Colchicine), 스테로이드(Steroid) 등이 치료에 시도되고 있다.

## (5) 항산화제와 비타민

단가아민효소억제제인 L-Deprenyl은 MPP+를 감소시켜 인지기능을 호전시키고 비타민 E, 이데베논(idebenone)은 글루타메이트와 아밀로이드 베타 단백질 때문에 생기는 세포의 죽음을 예방해 주기 때문에 단독 혹은 함께 알츠하이머의 진행을 늦춘다는 보고가 있다.

### (6) 항아밀로이드 제제

콜키친과 하이드록시클로퀸, Protein kinase C 활성도를 증가시키려는 phorbol dibu-tylate, 알츠하이머 아밀로이드 B/A4의 칼슘통로 활성화를 차단하는 트로메사민(tro-methamine)이 있다.

### (7) 신경영양요소

신경성장요소(Nerve growth factor)를 투여 결과 기억력이 향상되며 전두엽과 니코틴 결합이나 뇌혈류량이 증가되었다는 보고가 있지만 뇌실 내 주입에 따른 부작용 및 장기간 투여의 결과를 모른다는 제한점이 있다. 그러나 피라세탐(piracetam), 하이딜진(hy-dergine)은 꾸준히 투여되고 있는 신경영양제이다.

## 2) 비인지기능 개선제

비인지기능개선제란 치매로 인한 대표적인 증상인 행동 및 정신증상의 치료약물을 말한다.

\*항정신병제; 전통적인 항정신병 약물과 신형 항정신병약제

\*항우울제; 트라조돈, 선택적 세로토닌 재흡수억제제(SSRI), 삼환계 항우울제 등

\*항불안치료제; 벤조다이아제핀 계열 약제들로, 바리움(Valium), 로라제팜(Loraze-pam), 알프람(Alpram) 등

\*항뇌전증 약제들

등을 증상 및 양상에 따라서 다음과 같이 사용할 수 있다.

### (1) 정신행동증상 및 공격적 행동의 치료

알츠하이머병에서 정신병적 증상의 이환율은 30~40%이며, 중등도 이상 말기로 갈수록 더 높아진다. 대개 피해망상과 환청이 흔하고 이로 인한 언어적 혹은 신체적 공격성, 초조, 흥분, 파괴적인 행동이 나타날 수 있다. 이런 증상들은 인지기능을 악화시키며 질병 진행을 빠르게 진행할 수 있으므로 적절한 치료가 필요하다. 아울러 환자는 복잡한 환경에 적응하기 어렵고 더 많은 문제행동을 일으키므로 되도록 안전하고 단순한 환경

에서 생활할 수 있도록 환경을 조성하고, 청각과 시각에 대한 정규적인 검사를 실시해서 감각 기능의 저하로 인한 문제행동을 예방해야 한다. 문제행동의 원인을 생각해보고 언제, 어디서, 어떻게 행동하는 지 자세히 관찰한 후에 비약물적 대처방법을 우선적으로 적용해야 하며, 이로써 호전이 없을 때 약물요법을 고려한다. 약으로는 우선 전통적인 항정신병약제와 근래의 비정형 약물로 알려진 것들 중에 보다 효과적인 것을 선택한다. 할로페리돌(haloperidol)이 많이 사용되었으며 최근에는 리스페리돈(risperidone), 올란자핀(olanzapine), 클로자핀(clozapine)의 사용이 권장된다. 리스페리돈의 초기 용량은 1일 0.5mg, 유지용량은 1~2mg, 올란자핀은 초기 2.5mg, 유지 5~7.5mg이 적절하다. 수면장애가 동반될 시는 졸피뎀(zolpidem) 5~10mg을 추가할 수 있다. 심한 흥분 시에는 할로페리돌 혹은 로라제팜 근육주사가 권장될 수 있다. 그리고 초조, 과잉행동, 공격적 행동이 양극성장애의 조증기에 보이는 행동과 유사한 면이 있어 항조울약물을 시도해 볼 만하다. 카바마제핀(carbamazepin)이나 발프론산(sodium valproate)이 유효하다.

## 3. 정동장애의 치료

인지장애 환자에서 흥미저하, 사고와 집중력의 저하, 무감동, 정신운동성 지연, 수면장애 등이 흔한데 이런 우울증 증상이 인지기능을 더 악화시킨다. 이런 경우 삼환계항우울제(TCA), 전기경련요법(ECT)에 좋아졌다는 보고도 있다. TCA는 인지기능 호전과 우울한 기분, 일상 활동력을 증가시킨다는 보고가 있다. 현재 선택적 세로토닌억제제(SSRI)가 주로 우울증상에 유효하다고 보고되었으며 최근 개발된 벤라팍신(venlafaxin)은 노인 우울증에서 구갈, 변비 같은 항콜린 부작용이나 저혈압을 유발하지 않아 더 안전하다고 보고되었다.

# 4. 약물사용의 선택 및 평가

아세틸콜린분해효소억제제(AchEIs)의 치료 안내

알츠하이머로 추정(by McKhann Criteria)되는 환자에게 6개월 이상 사용하며
MMSE-K 점수 10~24에서 적정하다.

치료반응 평가의 3단계;
(1) 초기 2주간 부작용 여부 관찰, 2-4주간 5mg으로 유지
(2) 3개월 후 인지기능의 변화 측정
(3) 매 6개월 간격으로 평가하며 사용한다.

다음 경우는 복용 중단
(1) 초기과정에서 부작용 혹은 약물을 잘 견뎌내지 못한다.
(2) 3~6개월 투약에도 호전 없이 악화가 진행된다.
(3) 약물 유지 하에도 경과가 계속 나빠진다.
(4) 약물 휴지 기간에도 효과 차이가 관찰되지 않는다.

▶ AchEI 치료제의 반응이 없을 때의 대안;
다른 제제인 갈란타민(galantamine)으로 전환할 수 있다. 그 외에 보조적으로 타나민
(tanamin), 비타민E, 여자에서는 홀몬제 에스트로젠을 추가로 사용할 수 있다.
▶ AchEI 의 사용은 초기, 중기, 중-고도까지 유지되어야 한다. 단, 심각한 고도 인지장애로
호전을 기대하기 어려운 경우는 사용을 중단할 수 있다.
▶ 반면 비인지기능 개선제로 차용된 항정신병약제, 항불안제, 항우울제, 수면약제는 환자의
상태에 따라서 조절, 중단할 수 있다.
▶ 일반적으로 인지기능의 추적평가는 신경정신상태 평가(Neuropsychiatic Inventory,
NPI), 일상생활은 일상생활평가(Activity of Daily Living, ADL)를 사용한다.
▶ 임상적으로 약 10%의 환자에서 부작용이 보고되고 있으며 항정신병약제에서는 손이 떨리
거나 파킨슨병 환자의 걸음새로 보이는 보행 장애인 추체외로증상 등의 부작용에 유의한다.

## 5. 약물치료의 전망

현재까지 사용 중인 약제들은 알츠하이머병의 진행을 완화시키거나 정지시킬 수 없는 대증적인 치료제에 머물고 있어 근본적인 치료제가 절실한 상황이다. 이 병의 원인과 발병기전에 대한 이해가 진전되면서 경과를 변화시킬 수 있을 것이라고 기대되는 수많은 새로운 약물들이 개발되고 있다. 간략히 진행상황을 요약해 본다.

### (1) 아밀로이드 형성을 개선하는 목표로 하는 약물들

신약개발은 아밀로이드(amyloid) 가설에 근거하는데, 이 가설도 수정이 거듭되고 있다. 아직 무작위대조군 연구들은 임상 실제로 이어지지 못하고 있다.

### (2) 타우 단백질(tau protein)을 목표로 개발 중인 약제들

타우의 주요 기능은 미세관을 안정화시키는 것으로 비정상적으로 인산화 되어 응집이 일어 나면 신경섬유농축체가 만들어져서 독성을 나타낸다. 발프론산이 대표되나 일상생활기능에서 효과를 보여주지 못하고 있다.

### (3) 미토콘드리아 기능을 목표로 진행 중인 약제들

미토콘드리아의 기능부전은 치매의 초기에 나타난다. 신경세포의 사멸을 촉진하는 것으로 추측된다. 항히스타민약제로 오래 쓰이던 Laterpirdine이 연구되었으나 제3상 시험에서 실패로 끝났다.

### (4) 면역요법

베타아밀로이드 약제 – 아두카누맘(Aducanumam)이 3상 시험 중이다.

### (5) 기타 치료제들

– 은행잎추출물인 징코(Ginko biloba)는 유의한 치료효과를 나타내지 못하였다. 예방효과는 없다.
– 비스테로이드계 소염제(NSAID)가 신경세포 보호효과가 있어 규칙적으로 복용한

사람들에서 알츠하이머병의 발병이 적었다고 보고되었으나, 아직 무작위 임상시험 에서 유효하다는 보고는 없다. 고위험군에서 2년간 연구결과 예방효과는 없었다.

- 고지혈증치료제가 연구되었으나 최종적으로 3상 시험에서 실패하였다. 비타민 E 농도가 낮은 군에서 치매 발병률이 높았다는 보고가 있다. 비타민E는 세포사멸을 감소시킨다는 연구결과가 보고되었다.

- 여성호르몬, 에스트로젠이 항산화 효과가 있고 신경자극활성화 효과를 보여 단기 간의 투여로 신경인지증상과 빈도를 줄인다고 보고되었다. 이득과 손실을 측정하 는 면에서 아직은 실용 가능성은 낮을 것으로 보인다.

- 혈중 호모시스테인 농도 상승이 치매 발생률을 2배 높인다는 보고가 있다. 비타민 $B_{12}$가 풍부한 음식섭취가 치매 발병률을 낮출 수 있을 것으로 기대된다.

- 현재까지의 치료는 치매병증의 경감 차원에서는 어느 정도 성공을 거두었으나 질병 의 경과를 변화시키는 근본적인 치료에는 실패하였다.

# 6. 혈관성 치매

**치료원칙**

첫째, 급성기는 뇌조직의 괴사방지 및 최소화에 역점을 둔다.
둘째, 만성기는 뇌졸중의 재발 방지 및 위험인자 조절 등 재활치료에 치중한다.
셋째, 재활치료로 예방 가능한 합병증의 예방, 뇌졸중으로 인한 증상치료 등,
일상생활 수행 및 삶의 질 향상에 중점을 둔다.
발병 전의 예방적 치료, 발병 후의 문제에 대한 대증요법이다.

## (1) 예방

뇌졸중을 예방하는 것과 같다. 위험인자 교정, 약물요법을 할 때는 항응고제, 항혈소 판 제를 투여한다. 심한 경동맥질환 시에는 경동맥 내막절제술을 시행할 수 있다. 최근 에는 스텐트를 이용한 혈관 확장술이 많이 사용된다. 뇌졸중 2차 예방을 위한 약제로는

aspirin 50~13,00mg/day, ticlopine 500mg/day, triflusal 600~800mg/day, clopidogrel 75mg/day, 또는 aspirin 50mg과 dipyridamole 400mg/day 병용요법 등이 사용된다.

### (2) 치료

혈관성 치매 자체를 치료하는 단일요법은 알려진 게 없다. 알츠하이머병의 치료에 쓰이는 콜린분해효소억제제가 효과가 있다는 보고가 나오고 있다. 그 외에 ergot alkaloid, xanthine derivatives (pentoxifylline, propentoxyfilline), 칼슘통로 차단제(예, nimodipine), 은행잎추출물(ginko biloba), NMDA수용체차단제 등이 다수 효과가 있다고 하나 입증되기는 않았다. 여타 치료원칙은 알츠하이머병과 같다.


## 7. 루이체 치매

알츠하이머병과 비교하면 기능증상이 훨씬 심하다. 아세틸콜린 분해효소억제제는 인지기능 개선과 행동장애 및 활동능력의 점진적 향상에 도움이 되며, 항산화제인 비타민E도 진행을 늦추는 데 도움을 줄 수가 있다고 한다. 환자의 20~25%에서 레보도파(levodopa)에 반응을 보이며, 항산화 치료가 도움을 줄 수 있다고 보고되었다. 도네페질 투여 일부 환자에서 악화가 있었는데, 공통적으로 환각이었고, 인지기능과 전반적 행동기능이 경미하게 호전되었다고 보고되었다. 리바스티그민(Rivastigmin)의 경우 경도의 무감동, 불안증, 환각 및 망상증상이 개선되었다고 보고되었고, 주의력, 기억력 등도 개선되었다. 또한 리스페리돈 소량(2mg 이하)에서 환시를 치료하는 데 도움이 되었다는 보고도 있다. 이 외에 흥분성아미노산길항제, 비타민E, 소염제 및 에스트로젠 투여가 제시되었으며 콜린분해효소억제제 및 레보도파, 대증요법으로 정신증상에 카바마제팜이나 chlormediazole 등 Gabanergic agent, 수면장애가 있을 시 리보트릴(clonazepam), 기타 선택적인 5-HT3 온단세트론(ondansetron), 불안초조에 benzodiazepine과 neurotrophin 등의 투여가 제시되고 있다.

# 8. 개인클리닉에서 경험한 성공적 치료 사례

편집성 장애를 보인 인지장애, 79세 여자.

11년 전 1월 종합병원 보호병동에 입원하여 약 한달 간 치료. 3월에 무릎 인공관절 수술 후에 위층의 여자가 욕을 한다는 피해망상이 더 심해지고 치료 호전이 없어 본원에서 외래 통원치료를 시작. 종합병원에서는 늦은 나이에 초발한 '편집형 조현병'으로 진단, 치료하고 아빌리파이 25mg까지 사용하였으나 별 호전은 없었음. 첫 발병은 입원치료 이전 약 반년 전부터 이웃의 할배가 내 다리가 짧다고 흉을 본다는 생각, 이웃이 같은 키로 집안을 들락거린다. 몰카를 설치해서 목욕도 할 수가 없다고 주장. 종합병원에서 인지장애 투약 시작하면서 본원에서 정신장애 약물 함께 투약, 현재 편집증상 소멸 호전. 인지장애는 서서히 악화진행 중이나 임상적인 양상은 재활센터와 인지기능개선제, 영양보조제 등의 병합요법으로 개선됨.

2013-7-1   MMSE-K 26/30 경도인지장애. 2015-1-5 종합병원에서 도네페질 투여 시작

2016-3-29  도네페질 10mg bid + Ebixa 10mg bid + 미라펙스 0.5mg bid 투약

2017-9-13  환각(환청) 악화, 미라펙스 중지 후 호전.

2017-12-20 아들 휴대폰 번호 기억(아들에게 전화 검), ATM 기계 현금 인출 성공

2018-2-20  PS100(phosphatidylserine) 병용 투여 시작. 임상적 호전 시작.

2019-1-31  시계그리기 성공. ATM 5만 원권 인출 성공. 운동요법, 걷기 2시간씩 아들과 계속. 재활복지센터 주 6일 2년 간 계속 출석함.

MMSE-K 변화 ; 26/30(2013) → 17/30(2018) → 17(2019)로 저하되었으나 증상은 역으로 호전되어, 시계그리기(사진참조), 사회활동, 해결능력은 호전됨.

● 시계그리기 : 환자의 그림

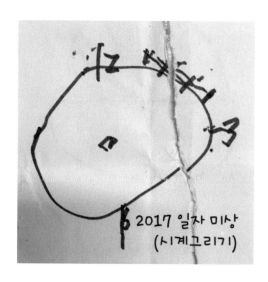

2017 일자 미상
(시계그리기)

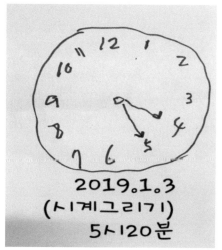

2019.1.3
(시계그리기)
5시 120분

---

**사례 2**  뇌경색 후 기질성 성격장애, 인지장애. 63세 남자.

2019.4.19.  뇌경색 2 년 후, 이유 없이 아내를 충동적으로 폭행, 폭언하는 문제로
초진.

2018.10.6.  MMSE-K 23/30, GDS 4. 도네페질 10mg 투여 시작. 폭언폭행은 발
프론산 300-150mg 으로 호전. 유지 계속.

2018.10.21.  MMSE-K 30/30(정상소견)

알코올중독으로 인한 인지장애, 70세 남자.

우울증과 알코올남용으로 2010.5.22. 초진함. 2013.2.25. 잊음 잦아지고 치매 걱정. MMSE-K; 24/30. 도네페질 5mg ->10mg. 금주 계속.

2017.4.7. MMSE-K (치료 4년 후) 30/30(정상소견) 금주약제 트락손 유지하며 도네페질 중단. 경과관찰 중 2017.10.2. 30/30 양호.

참고문헌: 임상신경정신약물학(제2판), 대한정신약물학회간행.

자기소개: *김종길; 김종길신경정신과의원. 의학박사. 신경정신과 전문의. 노인정신건강인증의. 대한신경정신의학회장(2010). 가톨릭의대외래교수. (전)메리놀병원 정신과 주임과장 (전)한림의대 부교수. (전)고신의대, 인제의대 외래교수.

## 9. 한의학적 · 자연의학(대체의학)적 치료법

침은 인체를 둘러싸고 있는 혈맥을 통한 신경망에 대한 자극을 통해 세포의 활성도를 도모한다는 논리이다. 인간의 몸은 유기적으로 정교하게 연결되어 있는 유기체이기에, 침을 통해 반복적인 자극을 주게 되면 뇌세포도 활성화 시킬 수 있으며, 뜸은 열을 통해 혈액순환을 돕고 신경과 세포를 활성화시킨다는 치료법으로, 열이 가해지면 혈류의 흐름이 원활해지면서 세포가 살아 날 수 있다는 주장이다.

현대의학과는 달리 한방은 경험적 치료법이기에 다소 한계가 있지만, 21세기에 들어 미국을 중심으로 정량화, 계량화 작업이 진행되고 있어 관심이 모아지고 있다.

# 새로운 유형의 치매(인지장애) 치료방법

## 1. ReCODE 프로그램

알츠하이머 병은 치료가 불가능하며, 신뢰할 수 있는 예방법도 없다. 이에 대해 미국의 빅 연구소(Buck Institute)의 데일 브레드슨(Dale E. Bredesen) 박사팀은 초기 알츠하이머 전조 증상이나 경도의 인지장애, 주관적인 인지장애가 있는 알츠하이머 환자 수백명에서 ReCODE (Reversal of Cognitive Decline) 프로그램(인지기능환원 프로그램)을 사용하여 병증 개선을 확인하였으며, 신진대사를 조절하여 신경의 퇴화를 개선시키는 새로운 유형의 치료방법을 제시하고 있다.

즉, 기존의 "아밀로이드 플라그"이론을 재해석하여 1980년대 이후, 반드시 제거되어야할 대상으로 보았던 **"아밀로이드"란 물질은, 실제로는 뇌가 스스로를 방어하기 위한 활동의 산물이므로, 뇌의 아밀로이드를 제거하는 방법보다 아밀로이드 생성유발 자극을 적게 주는 것이 치매에 접근하는 올바른 방법**이며, 아밀로이드 전구(APP) 단백질에 다양한 요소가 관련되어 있는 것을 확인하였다.

즉, 여성호르몬, 남성호르몬, 갑상선호르몬, 인슐린, 염증 유발인자(NF-rB), 생명연장 인자(SirT1), 비타민 D, 수면, 스트레스, 유전, 염증, 감염, 호모시스테인, 독성물질에 대한 노출, 면역체계, 미생물 군집, 혈액뇌장벽(blood brain barrier), 체질량 지수, 장누수증후군(Leaky gut syndrome), 곰팡이, 세균, Virus감염 등 무려 36가지 이상이 치매 유발 원인이 된다고 한다.

## 1) 알츠하이머치매, 이제 치료할수있다.

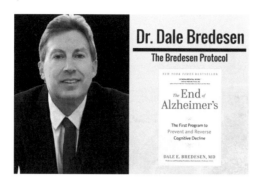

데일 브레드슨 박사

미국 벅 연구소(Buck Institute)에서, 데일 브레드슨(Dale E. Bredesen) 박사팀이 **'생활습 관 개선'**을 통해 알츠하이머를 치료하는 **'인지 기능 개선 프로그램(Re CODE)'**개발, 높 은 치매 치료 성공률을 보고하고 있다. ('알츠하이머의 종말'이라는 저서에서)

"There is nothing that will prevent, reverse, or slow the progress of Alzheimer's disease."

그 무엇도 알츠하이머의 진행을
막거나, 되돌리거나, 늦출 수 없다.

"Everyone knows someone who is a cancer
survivor; no one knows an Alzheimer's survivor."
누구나 암을 이겨낸 사람을 한 명쯤은 알고 있다.
하지만 아무도 알츠하이머를 이겨낸 사람을 알지 못한다.

## 2) 아밀로이드는 왜 생기나?

뇌 보호 분자 스위치 APP (Amyloid Precusor Protein)의 역할:

독소, 감염, 당뇨, 영양 부족 등 뇌 환경 악화 시, 뇌세포를 보호하기 위해 APP 스위치는 뇌세포를 죽이는 쪽으로 작용하여, 아밀로이드 생성, 신경세포파괴, 알츠하이머 악화 쪽으로 작용한다.

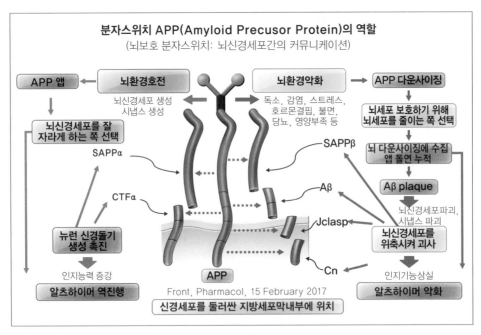

아밀로이드 생성 기전

### 3) 알츠하이머 유발하는 무서운 적군, 잦은 감염! (잇몸병 세균이 알츠하이머를 초래할수있을까?)

**알츠하이머의 원인이 매우 다양하고, 우리가 원인이라고 생각했던, <u>베타 아밀로이드(ßA)는 알츠하이머의 원인이 아니라, 알츠하이머의 결과물이다.</u>**

즉, 베타아밀로이드 단백질은 우리몸이, 안좋은 내몸의 상황을 미리 인지하고 뇌를 보호하기 위해서 만들어 내는 물질이다(그림 속 짙은 갈색이 베타아밀로이드를 표식)

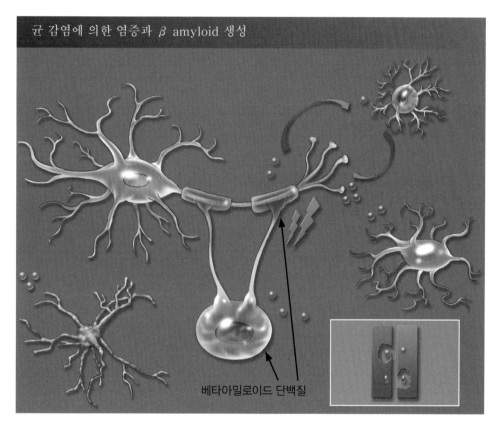

베타 아밀로이드는 뇌를 보호하기 위해 만들어진다.

## 2. 데일 브레드슨 박사팀에 의한 알츠하이머의 유형

### 1) 알츠하이머의 유발 요인

알츠하이머는 인간의 뇌가 다음 세가지 신진대사의 위협과 독성을 방어할 때 발병한다.

① 염증(감염, 식단 등)

② 뇌에 필요한 영양, 호르몬, 기타물질의 감소나 부족

③ 금속이나 생물 독소(곰팡이 같은 미생물) 등의 독성 물질

알츠하이머를 유발하는 이유가 적어도 36개나 된다. 따라서 한 가지만 해결하는 것으로 결코 치유될 수 없다. 그러므로 기능의학, 통합의학이란 개념의 치료가 필요한 이유이다. 다양한 유형의 알츠하이머가 있으므로, 치료방법도 다양하게 구성되어야 하며, 환자 개개인 마다 적용되는 프로그램이 각기 다르다.

### 2) 알츠하이머 유발요인에 따른 분류

① 1형 염증형(hot) 알츠하이머

뇌에 급만성염증을 일으키는 것은 무엇이든 알츠하이머를 일으킬 수 있다. 염증 유발 항목은 최종당화산물, ApoE4 (Apolipoprotein E4)유전자 타입, 렉틴포함식이, 지방산의 불균형, 장누수증후군, 신경염증, 금속물을 포함한 독성물질이다.

② 2형 위축성(cold) 알츠하이머

이런 유형의 알츠하이머는 보통 내분비계의 불균형과 영양고갈 그리고 신경전달물질의 손실에 의해 발생한다. 유발항목은 ApoE4의 유전자 호르몬 불균형(비타민D, 성호르몬, 신경호르몬, 갑상선), 인슐린 저항성, 유전자(methylation) 문제점, 미토콘드리아 손상, 신경마비(뇌 위축), 영양고갈 등이다.

③ 1.5형 당독성 알츠하이머

인슐린 저항성이 근본적 원인이다. 당독성은 뇌에서 당/인슐린의 불균형을 초래한

다. 췌장은 IDE라 불리는 인슐린을 낮추는 효소를 아밀로이드 베타 분해를 위해 분비한다. 만약 IDE가 너무 높은 당분 섭취로 인해 소모된다면, 뇌의 아밀로이드 베타를 분해할 수 없다.

④ 3형 독성형 알츠하이머

독성 및 감염 유형인 알츠하이머는 환경적이며 다음의 항목에 의해 발생한다. ApoE3 유전자, 생물독소, 중금속 치과보철용(아말감) 포함. 호르몬 불균형, 간대사(HPA-Axis) 불균형, 감염(곰팡이, 라임병, HSV 바이러스 활성화, EBV바이러스, 장내 세균 불균형), 낮은 아연, 높은 구리 비율, 독극물, 환각제, 살충제, 진통제(NSAIDS), 제산제(PPIS) 등의 중독이 원인이 된다.


# 3. ReCODE 기본 계획표

- 케토플렉스 12/3 : 경도의 케토시스가 일어나면, 인지기능에 좋고, 케톤체중, 베타하이드록시 부티레이트(B-hydroxybutyrate)는 뇌세포와 시냅스 유지에 중요한 물질인 BDNF(뇌신경성장인자)의 생성을 늘려, 최적의 인지기능 상태를 유지한다. **케토시스**를 촉진하기 위해서는 저탄수화물 식단과 적절한 운동, **공복시간을 12시간 유지**하는 것이 중요하다. (Starvation increase resistance to a variety of toxins) 또한 MCT오일(중간사슬 중성지방)과 올리브 오일, 아보카도, 견과류 같은 불포화지방도 경도의 케토시스를 촉진한다.
- 케토플렉스 12/3 식단 : 탄수화물식단에서 단백질식단으로 케토시스(ketosis) 유발, 공복시간 12시간을 유지하며, **저녁식사 3시간 후에 취침**한다.
- 유산소 운동, 근력운동을 매일 30~60분 시행한다.
- 명상, 요가
- MCT오일 : 매일 1회 섭취
- 오메가-3 섭취 : 염증성 질환에 있어 오메가-3 투여는 중요하다. 오메가-3 지방산

을 다량 함유한 것은 등푸른 생선, 당근, 브로콜리, 오렌지, 사과, 견과류가 있다. 기름진 음식과 과식은 반드시 피한다. 매일 9컵의 야채, 과일 주스가 항산화효과가 있다고 한다. 김치, 된장이 치매예방에 효과가 있다고 한다.

– 프로바이오틱스 섭취

– 비타민D, 토코페롤 섭취

– 아연 섭취

– 엽산 보충 : 우울증이 있을 때

– 갑상선, 성호르몬을 최적화한다.

– 당뇨약, 항생제나 항바이러스제를 투여 한다.


## 4. ReCODE 치료의 원칙

1. 일찍 시작할수록, 성공가능성이 커진다.

2. 프로그램은 적어도 6개월은 유지해야 한다.

3. 무조건 따라 하지 말고, 어디에 문제가 있는지 확인하자.

4. 계속 최적화 한다.

5. 검사를 자주 받는다.

6. 할 수 있는 것부터 하자.

7. 변화를 자주 확인하자.

8. 인지상태를 기록한다.

9. 치료를 섣불리 중단하지 않는다.

10. 프로그램을 유지한다.

11. 프로그램은 한꺼번에 모두 시작할 필요는 없다.

규칙적인 운동의 장점

1. 인슐린 저항을 낮춘다.
2. 케토시스를 늘린다 : 케토시스는 뉴런(신경)의 생명을 돕는다.
3. 기억에 중요한 역할을 하는 해마의 크기를 늘린다. 알츠하이머 환자는 해마의 크기가 줄어
   들기 때문이다.
4. 심혈관 기능을 개선한다. 심혈관 기능은 신경세포와 신경망에 중요한 영향을 미친다.
5. 염증을 일으켜서 알츠하이머를 유발하는 스트레스를 줄여준다.
6. 인지기능 건강의 또 다른 필수요소인 수면을 개선한다.
7. 신경발생(neurogenesis) 과정에서 만들어진 신경세포 생존을 돕는다.
8. 기분이 나아진다.

# 5. 뇌의 기능을 개선하기 위한 잠의 최적화 방법

– 수면 무호흡 증은 치료해야 하며, 가능하면 수면제 없이 여덟시간 가까이 자도록 노력
  한다. (멜라토닌 생성을 위해)

구체적인 제시항목

– 방은 가능한 어둡게 한다. 필요시 안대를 사용한다.
– 조용한 환경을 만든다 : 전자기기는 가까이 두지 않는다. (전자파 때문)
– 자기 전 업무 정리를 하여 스트레스를 줄인다.
– 잠자기 직전 운동을 피한다. 운동은 아드레날린 분비를 늘려서 수면을 방해한다.
– 블루라이트를 피한다. (특히 LED조명)
– 오후 늦게까지 카페인 같은 자극제를 섭취하지 않는다.
– 저녁 때 과식을 피한다.
– 적당한 양의 수분을 섭취한다.

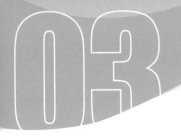

# 경제적으로 준비 안된 치매(인지장애)는 가정을 파괴한다

## 1. 가장 비싼 진료비

### 노인성 질환 중 가장 높은 진료비 : 알츠하이머성 치매(인지장애)

일반치료비의 3~4배가 넘는 것이 치매 치료비이다. 지난해 65세 이상 노인의 입원비 가운데 가장 큰 비중을 차지한 것은 '알츠하이머치매'로 매년 20~30%씩 급증하고 있다. 오는 2050년에는 치매로 인한 사회적 비용이 무려 43조 2000억원, 국내총생산 GDP 1.5%까지 증가할 것이라는 분석이 나왔다. 2013년 11조 7000억 보다 약 4배가 많다. 인구고령화로 치매노인이 가파르게 증가해 2050년 우리나라 전체노인의 7명 중 1명이 치매를 앓을 것으로 추산된다.

### 나누어지면 가볍고, 한명이 떠맡으면 지옥

치매는 '팀'으로 돌보아야 한다. 치매환자를 돌보는 일은 혼자서 전적으로 감당하기에는 부담이 너무 크고, 비효율적이고, 너무도 긴 시간이다. 따라서 가족들은 비록 주보호자처럼 물리적으로 환자를 직접 돌보는 역할은 하지 못하더라도 유용한 정보를 대신 찾아서 알려주거나, 정기적으로 전화나 방문을 통해 주보호자의 스트레스를 풀어주거나 십시일반, 경제적인 지원을 함께 해야 한다. 또한 정부의 지원제도를 본인의 형편에 맞게 적절히 이용하는 것이 보호자와 환자 모두를 위해 효과적이다.

초기 치매환자 및 가족을 위한 조언

- 치매는 초기 진단 대응이 가장 중요
- 치매가 생기면 감추기 말고 주변에 적극 알려라
- 주변인과 꾸준한 교류가 중요
- 집 근처에서 지속적으로 할 수 있는 일, 하고 싶은 일을 찾아라
- 치매로 기억은 희미해져도 감정은 남아 있다.
- 치매 환자가 스스로 할 수 있는 일은 기다려주고 지원한다.
- 무엇을 할 수 있을지가 아니라 뭐라도 함께하는 걸 찾는다.

## 1) 초고령사회, 초고속으로 진입

2017년 보고서 : 65세 이상 661,707명 중 9.8%를 차지, 개인별 연간 관리비 2054만 원(일반인의 4배), 전체 13조 6천억 원으로 GDP의 0.8%

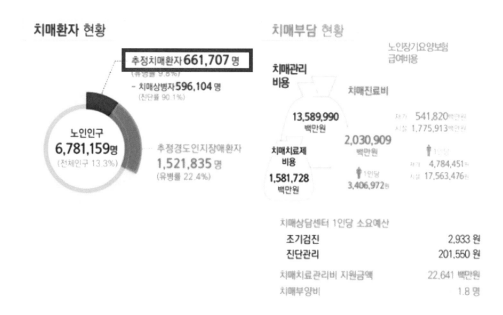

## 2) 무너지는 '가족'의 삶.

65세 이상 10명 중 1명만이 기혼 자녀와 함께 생활하고 있다.

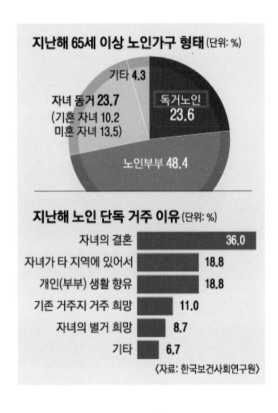

**지난해 65세 이상 노인가구 형태** (단위: %)

기타 4.3
독거노인 23.6
자녀 동거 23.7
(기혼 자녀 10.2
미혼 자녀 13.5)
노인부부 48.4

**지난해 노인 단독 거주 이유** (단위: %)

| | |
|---|---|
| 자녀의 결혼 | 36.0 |
| 자녀가 타 지역에 있어서 | 18.8 |
| 개인(부부) 생활 향유 | 18.8 |
| 기존 거주지 거주 희망 | 11.0 |
| 자녀의 별거 희망 | 8.7 |
| 기타 | 6.7 |

〈자료: 한국보건사회연구원〉

### 3) 우리나라 노인들이 가장 두려워하는 병, 바로 '치매'

치매보호자로서 겪는 어려움 중 "간병 스트레스증가"가 가장 부담이 되는 것으로 나타났다.

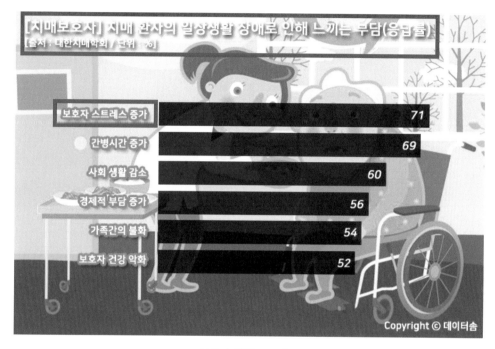

보호자 간병 스트레스

## 2. 간병비

우리가 평생 살아가면서 병원에 지출하게 되는 생애 의료비는 현재 1억원이 훌쩍 넘는 실정이다. 특히 이중 절반 이상이 노인기에 집중적으로 지출되고 있다. 2011년 치매노인 실태조사에 따르면 치매 1인당 공식 치료비는 1851만원으로 확인되었다. 그 중 직접 의료비의 비중이 53.4%로 가장 많았고, 직접비 의료비(간병비)가 32.7%이었다.

**병원비보다 간병비가 더 무섭다.**

요즘 실제로 병원비보다 간병비가 더 무섭다는 사람들이 많다. 실제로 가족 중 간병이 필요한 환자가 생기게 되면, 가족들은 물리적, 정신적 고통은 물론 경제적 부담까지 동시에 껴안게 된다. 특히 갈수록 평균 수명이 높아지게 되면서, 치매와 노인성 질환 발병률은 해마다 증가추세이기에, 간병보호의 수요는 계속 높아질 것이다.

### 1) 가족의 병, 노인 넷 중 하나는 고위험군

우리나라 : (치매와의 전쟁), 여전한 돌봄 고통

일본 : (치매와의 공존), "치매 환자도 이웃", 지역사회가 치매관리 "울타리" 역할

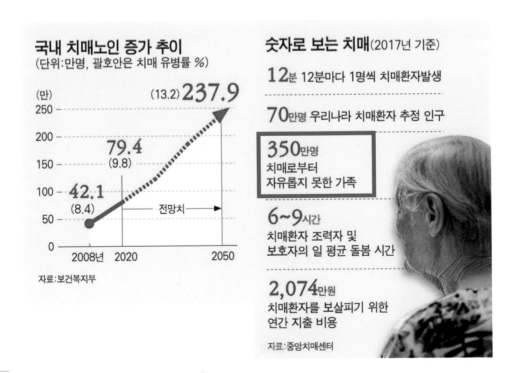

**국내 치매노인 증가 추이**
(단위:만명, 괄호안은 치매 유병률 %)

(만)
250 -
200 -
150 -
100 -
50 -
0 -

(13.2) **237.9**
**79.4** (9.8)
**42.1** (8.4)
전망치

2008년  2020        2050

자료:보건복지부

**숫자로 보는 치매**(2017년 기준)

**12**분 12분마다 1명씩 치매환자발생

**70**만명 우리나라 치매환자 추정 인구

**350**만명
치매로부터
자유롭지 못한 가족

**6~9**시간
치매환자 조력자 및
보호자의 일 평균 돌봄 시간

**2,074**만원
치매환자를 보살피기 위한
연간 지출 비용

자료:중앙치매센터

우리 곁의 치매 *Dementia, Close to us*

은퇴에 따른 생활준비로 미흡한 현실에서 많은 비용이 예상되는 장기요양비용을 미리 준비한다는 것은 현실적으로 매우 어렵다. 이러한 상황에서 저비용으로 일정의 장기 간병비를 마련할 수 있는 방법은 제도권 금융상품에서는 민영보험상품이 효과적인 대안이 될 수 있다. 주로 실버보험이나 간병보험, 중대질병(Critical Illness, CI) 보험 등의 이름으로 판매되고 있으며, 회사별로 명칭이나 가입조건 및 보장비용이 다르므로 사전에 보험의 특성이나 상품내용에 대해 충분히 이해하고, 자신에게 맞는 보험상품을 적절하게 선택한다면 현실적으로 어려운 노인 장기요양비를 해결하는데 많은 도움을 받을 수 있을 것이다. 중대질병 CI 보험은 종신보험처럼 사망을 평생 보장하면서도 중대한 질병 발생 시, 사망보험금의 일부를 미리 지급하는 보험을 말한다. CI보험에는 암과 뇌혈관질환, 심장질환 등 3대 질병 뿐 아니라 급성심근경색증, 말기신부전증, 5대 장기이식수술(심장, 간장, 폐, 신장, 췌장), 관상동맥 우회로수술, 심각한 화상 등도 포함된다.

## 3. 미리 상속, 노후 준비계획을 세워둔다.

치매(인지장애)에 걸리기 전에 미리 상속은 어떻게 해야 할 것이며, 자신의 노후는 어떻게 준비해야 할 것인지 결정해 두어야 한다. 이때 내린 의사결정을 법적으로 보호 받을 수 있게 하는 유용할 수단으로 '성년후견제도'와 '유언대용신탁'이 있다.

**성년후견제도**는 질병이나 고령 등으로 정신적인 제약을 가진 사람이 법적 후견인을 정해 대신 재산을 관리하게 하고, 치료나 요양을 돕게 하는 제도이다. 2013년 7월 도입된 이래로 후견개시심판을 청구한 건수가 47,000건수였으며, 그 중 절반이상이 치매노인에 대한 후견인 청구였다.

**유언대용신탁**은 금융회사가 고객이 살아있는 동안 자산관리 서비스를 통해 자산형성에 도움을 주며 사후에는 계약체결 시 정해둔 고객의 의사에 따라 재산을 상속해주는 제도로, 재산을 둘러싼 자녀들의 다툼을 막을 수 있다.

## 4. 치매(인지장애)환자 학대문제

점차 고령화 되어가는 우리사회의 추세에 따라 노인학대문제는 점점 더 심각해지고 있으며 특히, 치매환자들의 경우 인지기능이 떨어지면서 더욱 더 노인학대의 위험에 노출되어 있다.

노인학대 사례 가운데 치매가 의심되거나, 치매진단을 받은 노인들이 계속 증가하고 있으며 최근 5년 동안 신고된 치매환자 학대 사례는 2010년 577건에서 2014년 959건으로 64.5%나 늘었고, 전체 노인학대 사례 대비 치매환자 비중 역시 2010년 18.8%에서 26.9%로 8.1% 높아졌다. 우리나라의 경우 지난 2004년 노인복지법 개정을 통해 노인학대에 대한 규정을 신설하고 각 시.도에 노인 보호 전문 기관이 설치, 운용되고 있다. 그럼에도 불구하고 아직 노인학대에 대한 우리 사회의 인식은 매우 낮은 편이다. 주변에서 학대가 의심되는 사례가 있을 경우 반드시 신고를 하거나 관련기관에 도움을 요청해야 한다. 특히 치매(인지장애) 환자를 치료하고 관리하는 의료기관과 관련 센터 종사자들은 더욱 더 주의가 필요하다.

치매(인지장애) 노인 학대문제는 단순히 개인이나 가족의 문제가 아니라 사회전체의 문제로 인식될 수 있어야 한다.

## 1) 우울한 노년 : 교육수준, 소득 낮을수록 두드러져. 학대 피해도 9% 매년 크게 늘어

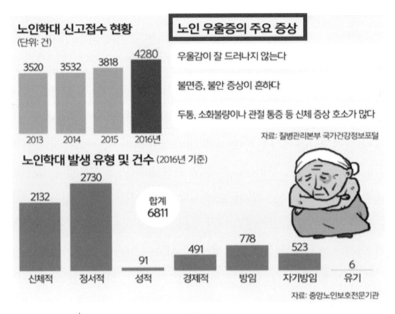

**노인학대 신고접수 현황**
(단위: 건)

3520 — 2013
3532 — 2014
3818 — 2015
4280 — 2016년

**노인 우울증의 주요 증상**

우울감이 잘 드러나지 않는다

불면증, 불안 증상이 흔하다

두통, 소화불량이나 관절 통증 등 신체 증상 호소가 많다

자료: 질병관리본부 국가건강정보포털

**노인학대 발생 유형 및 건수** (2016년 기준)

2132 — 신체적
2730 — 정서적
91 — 성적
491 — 경제적
778 — 방임
523 — 자기방임
6 — 유기

합계 6811

자료: 중앙노인보호전문기관

노인학대

## 2) 독거 노인의 증가 추이와 독거노인 현황

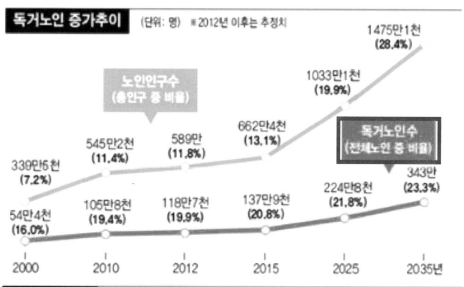

**독거노인 증가추이** (단위: 명) ※2012년 이후는 추정치

**노인인구수**
**(총인구 중 비율)**

1475만1천
(28.4%)

1033만1천
(19.9%)

662만4천
(13.1%)

545만2천
(11.4%)

589만
(11.8%)

339만5천
(7.2%)

**독거노인수**
**(전체노인 중 비율)**

343만
(23.3%)

224만8천
(21.8%)

137만9천
(20.8%)

118만7천
(19.9%)

105만8천
(19.4%)

54만4천
(16.0%)

2000    2010    2012    2015    2025    2035년

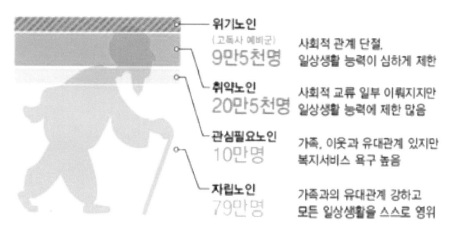

**독거노인 현황** ※보건복지부 추정치

**위기노인**
(고독사 예비군)
**9만5천명**
사회적 관계 단절,
일상생활 능력이 심하게 제한

**취약노인**
**20만5천명**
사회적 교류 일부 이뤄지지만
일상생활 능력에 제한 많음

**관심필요노인**
**10만명**
가족, 이웃과 유대관계 있지만
복지서비스 욕구 높음

**자립노인**
**79만명**
가족과의 유대관계 강하고
모든 일상생활을 스스로 영위

독거노인의 증가

### 3) 가구주 절반 : "부모 부양, 정부사회 책임"

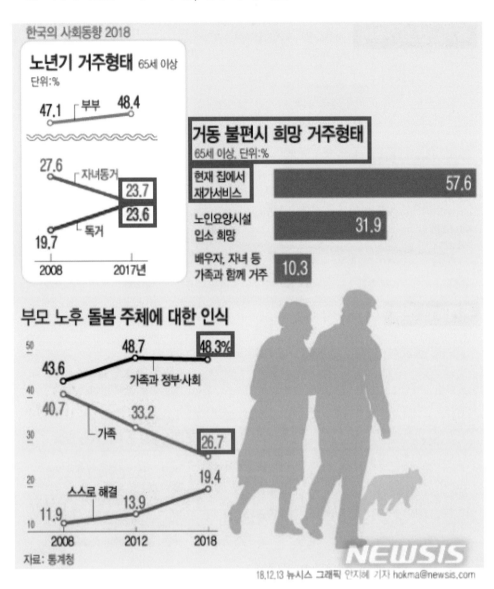

부모 부양 책임

# 참고문헌

1) 가혁, 원장원. 노인요양병원 진료지침서, 제3판. 군자출판사;2018.

2) 최낙원. 치매의 모든 것. 초판. 범문에듀케이션;2019.

3) 박준형. 알츠하이머의 종말. 토네이도 미디어그룹;2018.

4) 윤승천. 치매와의 공존. 건강신문사;2019.

5) 요시다 가츠아키. 치매혁명. 북스타;2018.

6) 부산울산경남치매학회. 아하! 치매. 마루솔;2015.

7) 우라카미 가쓰야. 치매, 알면 이긴다. 기파랑;2018.

# 색인

## 영문

### A

### B

### C

### D

### E

### G

### H

### L

### M

### N

### P

# 저자 약력

1953년생

경남중 · 고졸업

가톨릭 의과대학 졸업 및 외과학 수련

동아대학교 의과대학 외과 교수로서 29년근무

저서로서 :

간외과의 요점과 맹점,

담도외과의 요점과 맹점,

췌장외과의 요점과 맹점,

퍼즐인간,

그것이 알고싶다, 당뇨병,

대장내시경 삽입법,

간절제의 Technique과 환자관리가 있으며,

현재 부산소재 요양병원 근무 중임

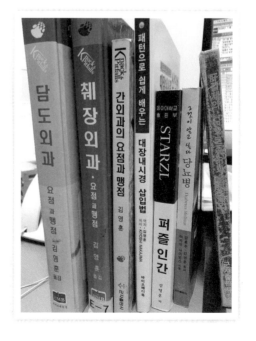